现代著名老中医名著重

中医实践经验录

魏长春 编著

人民卫生出版社

图书在版编目(CIP)数据

中医实践经验录/魏长春编著. —北京：人民卫生出版社，2012. 2
(现代著名老中医名著重刊丛书)
ISBN 978-7-117-15289-1

Ⅰ. ①中… Ⅱ. ①魏… Ⅲ. ①中医学：临床医学-经验-中国-现代 Ⅳ. ①R249. 7

中国版本图书馆 CIP 数据核字(2011)第 274445 号

现代著名老中医名著重刊丛书
第 七 辑
中医实践经验录

编　　著： 魏长春
出版发行： 人民卫生出版社（中继线 010-59780011）
地　　址： 北京市朝阳区潘家园南里 19 号
邮　　编： 100021
E - mail： pmph @ pmph. com
购书热线： 010-59787592　010-59787584　010-65264830
印　　刷： 北京盛通数码印刷有限公司
经　　销： 新华书店
开　　本： 850×1168　1/32　**印张：** 10
字　　数： 196 千字
版　　次： 2012 年 2 月第 1 版　2024 年 12 月第 1 版第 7 次印刷
标准书号： ISBN 978-7-117-15289-1/R・15290
定　　价： 23. 00 元
打击盗版举报电话：010-59787491　E-mail：WQ @ pmph.com
质量问题联系电话：010-59787234　E-mail：zhiliang @ pmph. com

出版说明

自20世纪60年代开始，我社先后组织出版了一些著名老中医经验整理著作，包括医案、医论、医话等。半个世纪过去了，这批著作对我国现代中医学术的发展发挥了积极的推动作用，整理出版著名老中医经验的重大意义正在日益彰显。这些著名老中医在我国近现代中医发展史上占有重要地位。他们当中的代表如秦伯未、施今墨、蒲辅周等著名医家，既熟通旧学，又勤修新知；既提倡继承传统中医，又不排斥西医诊疗技术的应用，在中医学发展过程中起到了承前启后的作用。他们的著作多成于他们的垂暮之年，有的甚至撰写于病榻之前。无论是亲自撰述，还是口传身授，或是由其弟子整理，都集中反映了他们毕生所学和临床经验之精华。诸位名老中医不吝秘术，广求传播，所秉承的正是力求为民除瘼的一片赤诚之心。诸位先贤治学严谨，厚积薄发，所述医案，辨证明晰，治必效验，具有很强的临床实用性，其中也不乏具有创造性的建树；医话著作则娓娓道来，深入浅出，是学习中医的难得佳作，为不可多得的传世之作。

由于原版书出版的时间已久，今已很难见到，部分著作甚至已成为中医读者的收藏珍品。为促进中医临床和中医学术水平的提高，我社决定将部分具有较大影响力的名医名著编为《现代著名老中医名著重刊丛书》并分辑出版，以飨读者。

第一辑　收录 13 种名著

《中医临证备要》　《施今墨临床经验集》
《蒲辅周医案》　《蒲辅周医疗经验》
《岳美中论医集》　《岳美中医案集》
《郭士魁临床经验选集——杂病证治》
《钱伯煊妇科医案》　《朱小南妇科经验选》
《赵心波儿科临床经验选编》《赵锡武医疗经验》
《朱仁康临床经验集——皮肤外科》
《张赞臣临床经验选编》

第二辑　收录 14 种名著

《中医入门》　《章太炎医论》
《冉雪峰医案》　《菊人医话》
《赵炳南临床经验集》　《刘奉五妇科经验》
《关幼波临床经验选》　《女科证治》
《从病例谈辨证论治》　《读古医书随笔》
《金寿山医论选集》　《刘寿山正骨经验》
《韦文贵眼科临床经验选》　《陆瘦燕针灸论著医案选》

第三辑　收录 20 种名著

《内经类证》　《金子久专辑》
《清代名医医案精华》　《陈良夫专辑》
《清代名医医话精华》　《杨志一医论医案集》
《中医对几种急性传染病的辨证论治》
《赵绍琴临证 400 法》　《潘澄濂医论集》
《叶熙春专辑》　《范文甫专辑》
《临诊一得录》　《妇科知要》
《中医儿科临床浅解》　《伤寒挈要》
《金匮要略简释》　《金匮要略浅述》
《温病纵横》　《临证会要》

《针灸临床经验辑要》

第四辑　收录6种名著

《辨证论治研究七讲》　《中医学基本理论通俗讲话》
《黄帝内经素问运气七篇讲解》　《温病条辨讲解》
《医学三字经浅说》　《医学承启集》

第五辑　收录19种名著

《现代医案选》　《泊庐医案》
《上海名医医案选粹》　《治验回忆录》
《内科纲要》　《六因条辨》
《马培之外科医案》　《中医外科证治经验》
《金厚如儿科临床经验集》　《小儿诊法要义》
《妇科心得》　《妇科经验良方》
《沈绍九医话》　《著园医话》
《医学特见记》　《验方类编》
《应用验方》　《中国针灸学》
《金针秘传》

第六辑　收录11种名著

《温病浅谈》　《杂病原旨》
《孟河马培之医案论精要》　《东垣学说论文集》
《中医临床常用对药配伍》　《潜厂医话》
《中医膏方经验选》　《医中百误歌浅说》
《中药炮制品古今演变评述》　《赵文魁医案选》
《诸病源候论养生方导引法研究》

第七辑　收录15种名著

《伤寒论今释》　《伤寒论类方汇参》
《金匮要略今释》　《杂病论方证捷咏》
《金匮篇解》　《中医实践经验录》
《罗元恺论医集》　《中药的配伍运用》

《中药临床生用与制用》
《针灸歌赋选解》
《清代宫廷医话》
《清宫代茶饮精华》
《常见病验方选编》
《中医验方汇编第一辑》
《新编经验方》

第八辑　收录 11 种名著

《龚志贤临床经验集》
《读书教学与临症》
《陆银华治伤经验》
《常见眼病针刺疗法》
《经外奇穴纂要》
《风火痰瘀论》
《现代针灸医案选》
《小儿推拿学概要》
《正骨经验汇萃》
《儿科针灸疗法》
《伤寒论针灸配穴选注》

这些名著大多于 20 世纪 60 年代前后至 90 年代初在我社出版，自发行以来一直受到广大读者的欢迎，其中多数品种的发行量达到数十万册，在中医界产生了很大的影响，对提高中医临床诊疗水平和促进中医事业发展起到了极大的推动作用。

为使读者能够原汁原味地阅读名老中医原著，我们在重刊时尽可能保持原书原貌，只对原著中有欠允当之处及疏漏等进行必要的修改。为不影响原书内容的准确性，避免因换算等造成的人为错误，对部分以往的药名、病名、医学术语、计量单位、现已淘汰的临床检测项目与方法等，均未改动，保留了原貌。对于原著中犀角、虎骨等现已禁止使用的药品，本次重刊也未予改动，希冀读者在临证时使用相应的代用品。

人民卫生出版社
2011 年 10 月

前言[1]

历年来，我本着学医志愿承先启后传授经验的目的，曾陆续总结整理个人的诊治验案、读书札记、师友经验等资料，并按照先师颜芝馨老先生的遗训，读书要留札记，治病要留方底。

1956 年，参加国家医院工作后，在诊余之暇，编写了一些辅导中医学徒、进修医生和西学中医师的讲稿；为宁波已故老中医范文甫遗留方案增加了按语，揭示范老治病处方的特长；还增订了慈溪张生甫老医生《医学达变》内外编，以阐述其学说。

1963 年，为了向外吸取学说经验，曾发起征文，收集宁波地区已故老中医遗著多种加以整理，为发掘祖国医学遗产，总结老中医经验做了一些工作，并写成《中医实践经验录》初稿，作为言传身教的一部专著。此后年有修订，逐渐补充，虽在工作与生活发生动乱的十年中，修订补充亦未尝或忘，至 1977 年《中医实践经验录》基本定稿。书分八卷：第一卷读书体会；第二卷师友经验；第三卷诊断举要；第四卷辨证论治；第五卷效方选辑；第六卷要药分类；第七卷保健防病；第八卷饮食治病。每卷篇文，不拘长短，总以言之有物，切

[1] 本文重刊时略有修改。

合实用，确具实践经验为主。

初稿后经本人多次删订，幼子睦森侍录，并承已故著名中医、浙江中医学院副教授徐荣斋协助校勘，至1980年上半年正式定稿。

稿凡三易，颇觉敝帚自珍，准备提供给广大青年中医师及西学中医师作参考外，并愿与国内学者交流。现蒙人民卫生出版社审定，付梓问世，得遂夙愿。值此即将出版之际，谨书数言，略述缘起，敬表谢意，并恳望医界同仁阅后提出宝贵意见。

魏长春（文耀）

1985年10月书于浙江省中医院

时年八十又八

《中医实践经验录》校勘记

三十年代初，读赵晴初太夫子《存存斋医话稿》，知嘉善黄凯钧氏著有《友渔斋医话》，未见其书。一九五九年秋，来浙江中医学院任教，见到黄氏书，内容分“一览延龄”、“橘旁杂论”、“上池涓滴”、“肘后偶抄”、“证治指南”、“药笼小品”，共六卷，以述为主，以作为辅，曾于课余时抄录全帙备览。此后，岁月沉浮，人事倥偬，其书时而翻阅，时而搁置，又忽忽二十年矣。

去岁，是我国医学科学遭受“四人帮”摧残后复苏的第二年，中医学术事业又见枯木逢春，我省继科学大会后的省中医学术会议首次在杭举行，魏老与我借此共聚一堂，商量旧学，交流新知，并蒙出眎其近作《中医实践经验录》八卷，嘱为校阅。其书八卷。卷一“读书体会”：摘要记录研索《内经》、《伤寒论》、《金匮要略》及唐宋至近代的中医学说，理论结合临床，着墨不多，谈言必中，均能阐发个中奥义。卷二“师友经验”：内容都是魏老承先启后的结晶，师弟薪传，侪辈讨论，均精炼在这不多的篇幅里，如数家珍地昭示给我们。卷三“诊断举要”：有传统的四诊知识，有独特的临床造诣，更有古人引而不发的经魏老体悟后和盘托出。卷四“辨证论治”：是反映魏老临床取精用宏的主要部分，其中对肺、肝、胆、胃等内伤杂病的诊疗，理法方药都有独到处，如果与其即将出版的医案书合看，更觉得左右逢源。卷五“效方选辑”：是在第四卷“辨证论治”的基础上，通过反复实践多次筛选提炼出的48个效方。这些效方，有的古方今用，推陈出新，有的出自心裁，疗效独具，使读者易学易用。卷六“要药分类”：撷各家本草书的精华，按临床应用归纳，每药多以四言韵语缀成，便于记诵，言简意赅，既法古而又宜今，具见良工度人金针之苦心孤诣。卷七“保健防病”：系养生一类的述作，方法朴实，有所创新，不高谈阔论，着意于日常生活的动静结合，以发挥机体的自然疗能，对老年、青年、妇女、幼孩的保健，更有其积极措施。卷八“饮食治病”：魏老以古说新创，从“药补不如食补”中悟出“药治不如食治”，体验深而收效确，后附饮食治愈各种病症简介二十例，在医疗卫生上是别开生面的一格。

全书内容，概述如上。每卷每类都比《友渔斋医话》精审切实，可以说是魏老六十多年来读书临症的总结，传道授业的妙谛；篇篇从实践中来，句句从肺腑中出，因此议论平易近人，学理精当可用，《中医实践经验录》的特点就在于此。

与此同时，我还读到魏老五十年代编写的一部述作《医学法门》，内容广博，取材于其平素所研读的858种医著，钩玄提要，辑为：“读书引径”、“研究心法”、“阴阳大义”、“藏府经络”、“诊察要诀”、“识病纲要”、“证治要略”等二十大类；自序谓：“文非有征不敢录，药无经验不敢收，费一已之脑力，指后学以门径。”我深佩魏老辑录之勤，半个多世纪不稍懈，罄其学验，启迪来人，宜其求治者接踵，进修生满座，我亦私淑魏老述作之富，是吾浙曹炳章先生后之第一人也。

《医学法门》辑录古医精华，以述为主；《中医实践经验录》传授临床经验，以作为主。而后者是前者由博返约的结晶部分。今春，魏老以学术公有的精神，把《医学法门》全稿四十九册献给中华全国中医学会浙江分会，既供庋藏，亦供展出，并作为省内中西医学家观摩参考；《中医实践经验录》准备请出版社出版，和国内学者见面，其嘉惠我医界更深远。校勘既竟，书此以报魏老，不知魏老能许我为善读其书否耶？

公元1980年清明前三日，后学徐荣斋谨识

目录

卷一 读书体会

对《内经》“治病必求于本”的体会

《素问·阴阳应象大论》曰：“治病必求于本”。从这个“本”字可以悟出许多治宜。首先，治病当以元气为本。治疗时要随时顾护，勿使元气受伤，防汗吐下药力过猛使元神衰脱，应预先佐以辅药。

治病以体质为本。寒体患热病，治药不宜过分寒凉，为防外感热退阳伤，要预先加一二味照顾病人寒体药，使病愈无后遗症。若病人阴虚热体患寒证，驱逐风寒之药，不宜辛温猛烈，只宜甘温甘润药品治疗，服药后饮薄热粥汤，盖被取汗，使风寒从汗解对阴虚热体津液不伤，续方宜甘淡养胃药善后。

治病要按照四时气候为本。用药好像四季所着衣服，单夹棉的更换，这就是“因时制宜”的道理。

治新病，要细察兼症、夹症，切忌只治新病，不注意旧病、兼症、夹症、后遗症。久病及复症，若能注意加入药味兼治，使患者早日恢复健康，新旧病症皆愈，最合治疗理想，亦是治病求本的问题。

治病要注意胃气强弱，对药性有毒无毒及药量重轻、用法以通权达变为本。

气为血帅，气能生血。患病有气虚、气郁、气滞，治疗皆以调气为本，这“调”字主要是调和内脏气血，气血调和，则虚者自复，郁滞者自通。体会到《内经》“治本”一言，还可以引申许多方面去。

1. 治病要明白病因，久病病情已被杂药乱投所干扰，变症百出，必须细心照顾病人胃气，施以治疗，使病源清楚，病可渐瘥。

2. 病有兼症、夹症，及职业病、地方病的不同，在初诊时，必须详察体质性情，问明过去病史，目前起病原因，切勿以病名作治疗根据，而犯头痛治头、足痛治足的流弊。对体力劳动与脑力劳动必须详辨阳脏、阴脏，性急、性缓，疗法不同。居高地者多风燥证，居低湿地多湿热证；胃纳强者，可进重剂猛药，胃纳弱者，宜用芳香轻剂；中气虚者适用升举，阴虚火炎宜用滋阴降火；有久病体虚夹新感，必须标本并治，若治标忘本，易成脱证，专从滋补，留邪成损。实为医家治病南针。

3. 凡外感伏气证，初治体温不高，服药后反而热度增高者，是伏邪外达，病势转松的佳兆，切勿惊惶。乱投清热药，反为使其病势转移，邪从里达表，乃药之对病能起因势利导的作用，以顺病势为首要。

4. 治病方法，以扶助病人元气，放病出路为主。治病首要明了同病异因，治法不同，大忌乱用成药。譬如干咳嗽亦有痰闭证，岂可误认肺劳，滥用滋阴润肺及止咳成药，反而留邪成损，俗谚所谓“伤风不醒变成痨。”此是外感留邪成损。吴澄（吴师朗）所著《不居集》就是治外损病专书。

5. 胸痹作痛，亦有因外感六气内袭，胸脘气机失畅，仲景以薤白瓜蒌汤为主方，使气畅郁通，顾护胸中大气。今人好用麻醉药止痛，或多用香燥药耗气劫液，不但使胸脘大气受伤，而且津液亦被消耗，外邪入里，成器质病。溃疡病出血，多是气郁血滞，郁而不达，内攻成病，薤白瓜蒌汤亦可用。（注：市售瓜蒌，古名栝蒌，市售栝蒌，古名叫王瓜，所以从实际写“瓜蒌”为宜。）

6. 疟疾病症外感居多，古人善治疟者，首推王孟英。因他善治外感，以分清营卫气血，扶气液，驱伏邪，不重截疟而重达邪，使邪去正安，病愈而无遗邪。今人好用成药，止疟虽速，容易遗留后患，结成疟母块，使脾脏肿大。所以我认为要病好得快，勿可留病根。

7. 治瘦弱小儿，必须细询父母有何隐疾，查明先天病根，其母妊娠时有何病症？如果营养失调，极易影响胎儿发育；哺乳期乳汁是否充足亦是小儿瘦弱的原因。同时食积痰涎亦能成痞积，切忌滥用成药专主杀虫，不辨病因，为害匪浅。

8. 治水肿症要辨明体质，有无宿病？既要利水，亦要照顾肾脏元气。若不顾元神，只顾攻下逐水，会影响肾功能的恢复。观肾气丸作用，注重在肾脏气化，使水液自然通行，不以猛药攻下，深具的理。而且药物配伍，有补又有通，不猛攻，不呆补，总以驱邪存正，不留后患，为根本要诀。

"阴平阳秘，精神乃治"是中医治病要诀

西医学中医，一般多喜欢研究中药效能，不大喜欢中医理论。不知中医理论言简意深，《内经》所谓"知其要者，一言而终；不知其要，流散无穷"是也。我认为《内经》提出"阴平阳秘，精神乃治"两语，最有深意，是中医治病的要诀。阴不平则水溢，阳不秘则火亢，皆能成病。阴气太过，易成肿胀痰饮，损害阳气；阴气不足，使人烦躁失眠，液枯消渴。秘字的意义，是指少火生气，温煦三焦，使脾胃健运，饮食易化；如果少火太过，则成壮火食气，使人头昏脑涨，烦热咽痛。如果少火不及，谓之元阳衰弱，使卫阳不固，容易感冒；脾阳不足，消化力弱，大便泄泻，久则元阳衰竭，延成脱证。故阴平阳秘，无论养生治病，必须刻刻注意！

阴阳平衡，毋太过，毋不及，自然保持人身气血水火协调，则不病矣！我记得某杂志有言：疾病发生的初期，首先表现在自觉的能力失常，而后逐渐发展到客观的质的变态。主要是在热量的消长的不平衡和分布的不平衡，以及液体的消长不平衡和分布不平衡等现象。此所谓热量，即是中医学的阳气；液体就是中医学的阴液。古人讲治伤寒以扶阳气为急，治温病以救阴液为主，总目的皆以调和阴阳平衡为要着。一切外感及内伤杂病的治法，都是以调整机体内在的不平衡，恢复本身固有的抗病力为先决条件。因为中医学对于疾病的观

点，就根源于内在机能相互间的矛盾和身体与外界的矛盾；于是治疗法则，就着眼在如何恢复阴阳平衡及其协调和统一。

对《素问·上古天真论》的体会

究《素问·上古天真论》所谓“虚邪贼风，避之有时”。这是适应气候变化，预防外邪侵袭的养生要诀。“恬惔虚无，真气从之，精神内守，病安从来?”这是调摄精神，预防内伤的总诀。注重精气神三宝，以守神更为重要。若真气不动摇，内脏之神可安，外无虚邪贼风之侵凌，内无患得患失之纷扰，五脏得以藏精气而不泻，六腑得以传化物而无阻，病安从来乎?

对《素问·四气调神大论》“调神”二字的体会

《素问·四气调神大论》，全篇主旨在“调神”二字。所谓“调神”，调，含有调摄及调和的意义，神是人身最宝贵的元神。凡人能适应四时的寒暑温凉，全仗内有元神主持，若元神不能自主，必不能随着四气的生长收藏而发展，必有患病之虞。篇中所谓“春夏养阳，秋冬养阴，”就是调神的具体化。调神，着重在调摄精神，切实达到“治未病”的目的。

从反面来看，本篇提到四时的多发病，就是不能调摄元神，逆四气的结果。因人在气交之中，顺之则得其所，逆之则疾病生。四时的多发病是如此，七情内伤病也是如此。主要由于情志过极，元神被扰，不能保持固有的静谧，内脏疾病也随之以生，与逆四气的病变，殊途而同归。所以欲养生者，必重在“调神”，能做到调神，即是“治未病”。

对《素问·玉机真脏论》“五实死，五虚死”的体会

《素问·玉机真脏论》曰：“五实死，五虚死。”脉盛，皮热，腹胀，前后不通，闷瞀，此为五实。脉细，皮寒，气少，泄利前后，饮食不入者，为五虚。

其下复言：“浆粥入胃，泄注止，则虚者活；身汗得后利，则实者活。”此两句，自是前二症之治法也。夫浆粥入胃而不注泄，则胃气和，胃气和则五虚能复，是以生也。汗以泄其表，利以泄其里，并泄则上下通，上下通则五实能除，是以生也。

我们所治慢性病，大都是虚证，但虚体夹实的病症极多，在临床上既要驱逐新邪，从汗下使病有出路，亦要保元神，调胃气，使虚者保留一线生机乃治内伤夹外感的要旨，亦示治病要以调脾胃为首着。

读《素问》“五脏已败，其色必夭”的体会

《素问·三部九候论》曰：“五脏已败，其色必夭，夭必死矣。”夭色为异常之候。色者，神之旗，藏者，神之舍。故神去则脏败，脏败色见异常之候，

故死也。

我在临床遇见坏病，每有面容不正常之色。如痨病的桃花疰，面红鲜艳，肌肤羸瘦，切脉疾，乃不治症；肝病末期的肝硬化腹水，面容青黯，毫无生气；肾病晚期的肾炎尿毒症，面容苍白浮肿，毫无生气，皆谓色绝。

读这章经文，益信夭谓死色，确是诊断要诀。进一步推勘，不但面色，即察舌色不自然亦要留心。譬如紫绀色、绛赤镜面起亮光、苍白色、青黯黑色等，皆属夭色无神的死候。所以随时注意病人面色与舌色的泽夭，是很重要的。

对“形盛脉细，少气不足以息者危”的体会

《素问·三部九候论》曰：“形盛脉细，少气不足以息者危。”

按：形盛脉细，元阳虚也，少气不足以息，虚之极也。我在慈城诊一商人陈某男，年三十，体丰肥，行动气促，面白失华，缺乏神采，脉象细，我深虑其阳气衰弱，元阳不足，很觉可怕，不料从慈抵杭奔走，疲劳而暴亡。今读《内经》，回忆陈某平日脉形与夭色，及暴亡的结果，深信经旨信而有征。

劳风是外损之源

《素问·评热病论》曰：“劳风法在肺下，其为病

也，使人强上冥视，唾出若涕，恶风而振寒，……咳出青黄涕，其状如脓，大如弹丸，从口中若鼻中出，不出则伤肺，伤肺则死也。”

按：劳风是因劳乏而外感伤风之症，尤在泾释谓“既劳而又受风”。若干咳无痰，即徐灵胎所谓“伤风不醒变成痨”的病症。先哲吴师朗《不居集》外损学说，亦是从劳风悟出。所以治感冒咳嗽，初起必须宣肺达表，使邪外出，忌用止咳成药，留邪不出伤肺。从此体会，凡治吐血咳血，亦以治外损为依据，先辨体质阴脏阳脏，伤气伤血，及感受六气何气，所伤何脏成病。疗法先治外感，后理内伤。有许多吐血病症，外感肃清，内伤亦愈矣。所谓“治新病要将旧病连根拔”，即是此理。

“久服轻身”亦可作服药见效解

《神农本草经》有许多药味有“久服轻身”及“久服长生”等说法，粗看起来，“轻身”与“长生”，都是迷信词句。

我经过多年用药实践，明白“长生”之话，是道家迷信观念，而“久服轻身”一言，则颇有研究意义。在治疗重病时，病人身体重而呆木，行动需人扶持，转侧亦不便利，待病势转松，其身体即灵活轻便。体会药味“久服轻身”之言，亦可作治病见效，能达到病愈身轻之象，应与重病身重不能转动作对照。所以我的愚见，“轻身”二字，不能完全作迷信论。

《难经·七十五难》可作内伤病治则

读《难经·七十五难》“东方实，西方虚，泻南方，补北方”这一经文，在临床中得到体会，可以依据这段论述借治肝风头眩晕欲仆及类中风症。

盖东方肝木之实，出现风动，都因西方肺金之虚，气失清肃而上亢。母能令子实，肝木旺，心火上炎，病因下虚致上实，补北方肾水，泻南方心火。所谓“实则泻其子，虚则补其母，”使肾水充足，能潜阳柔肝，心火下降，肺气清肃。根据此理，不但对内风治疗有效，其它内伤症亦可通用。凡治内伤头痛失眠，怔忡惊悸，内伤咳嗽，反胃呕吐等症，均可根据此理，参考先哲缪仲淳、叶天士经验方法，解决内脏不平衡的矛盾，用药自然有效。

按：古人学说，大概都用阴阳五行术语，但《内经》、《难经》是中医学术发展的根本，对辨证治病有效，亦不必因古旧学说，而废弃其有用经验。

历代名医因生活环境不同各有不同发明

我从温习《中国医学史》得到体会：历代名医，因所在地区不同，他的学说亦各异，更由于不同的时代环境，看到各种常见病和多发病，订出实际需要的治法，从而创立各有发明各有特长的不同学说。

如后汉张仲景，编著《伤寒杂病论》，他因宗族死亡于伤寒症甚多，于是悲天悯人，抱扶伤救死的目的，下了决心，勤求古训，博采众方，成此万世流传的经典，若不是身历其境，哪里能写出《伤寒杂病论》这样伟大的著作?!

再以金元四大家来说，他们各有擅长，各在不同的环境中创造出独特学说，各放异彩。譬如金代刘守真，通称为刘河间，因金朝在北方，气候严寒，肌肤致密，而且北方人醇酒厚味，易患大积大聚之病症。加以金朝是战胜国，盛气凌人，患病火证居多，故刘氏制方有防风通圣散、舟车神佑丸等，都以解表清热通利大小便为目的，所谓推陈致新之法。他的治法，适应于当时金国的风俗习惯和常见病。

同时有张洁古之徒李杲，号东垣。他是生于宋朝末年到元代，地处河南，他目睹人民避乱逃荒，流离失所，饱受风霜，感寒停食，所接触到的都是内伤外感饥饱劳役等病症。故他的治法，与刘河间相反，以培补脾胃中气为主，佐以解表化滞，清理内脏为辅，补中益气汤、升阳散火汤、清暑益气汤等方，都是以培补脾肺中气为目的，佐以时令药味以为治。《素问·举痛论》有“恐则气下……惊则气乱，劳则气耗”之说，东垣所诊病人，都是在劳役奔波之余，惊吓恐惧之体，必须用补中益气等法。东垣治法与河间异，亦是适应时代环境和风俗习惯，以同病异治的原则而取效，非好高立异之谓也。

元代张从正字子和，号戴人，他与朱震亨（字彦修，号丹溪）之学说不同。张子和在元代盛时，元兵各处战争，盛气凌人，阳气甚旺，故用汗吐泻之法去邪存亡，他的学说近于河间。

丹溪在元代末年，元帝荒淫，士族亦以醇酒妇人过荒唐生活，故病多阴虚火炎，且其时盛行和剂局方，不知同病异治方法，执呆方以治病，故丹溪作《局方发挥》批评之，创立阴虚火旺，阳有余阴不足的学说。子和与丹溪学说不同，亦是时代环境的关系。

从金元四大家学说来看，是各有其适用和需要，他们四人各有心得发明，不是偏也。

其他医家还有明代吴有性，号又可，所著《温疫论》以达原饮、三消饮为主，用大黄攻下。他是生在明代末年，刀兵四起，温疫盛行，所谓大兵之后必有温疫，适用攻下的方法，亦是适合当时的环境。

张介宾，号景岳，生在明代万历年间，此时上至帝王下至官吏士族，都是淫乱荒唐，因荒淫过度，身体损伤而虚弱，故景岳治病，无论用汗，用下，用清，都佐以滋补药品，放入发汗通腑清热方中。如发汗用大温中饮，通腑用济川煎，清热用玉女煎等，都合乎虚弱体患病的治法。因景岳治病方法，以保护人身元阳为主，他的治法，与吴又可不同，亦是时代环境各异的关系，非偏也。故古人有“知世论人”的说法。

清代叶桂，字天士，号香岩。生于清代最强盛的乾隆时代，居于江南富地苏州。他的治案，用药大都轻淡为主，因所诊治者多数是富商士族及其眷属，富贵人形乐志苦，安居淫佚，体质虚弱，不能进猛烈有毒之药，故少用汗下方法。若贫穷病人，就诊时必久病痼疾，医家无法治疗，才请叶天士先生诊治。病至末期，以救脱居多，故少见开闭透达之方，看叶氏《临证指南医案》，必须明白此理，选择他的精华，增加治病知识。

叶天士所著《温热论》，发明“温邪上受，首先犯肺，逆传心包”的学说，是补张仲景《伤寒论》的未备。叶氏对伤寒学说有深刻研究，因其所治病员对象不同，故治外感症另立轻清宣透之法，是一大发明和发展，合乎当时的社会需要，不是偏也。

读《内经》但于可信处精研之

张锡纯《医学衷中参西录·例言》曰：“读《内经》之法，但于可信之处精研有得，即能开无限法门，其不可信之处，或为后世伪托，付之不论可也。”

刘纯《医经小学》曰：“读《素问》有不晓者奈何？曰：《素问》乃上古之书，中间多有缺文舛讹，且通其可通，缺其所可疑。又王冰注释，出于强解及失经意者亦有，须看书者自己熟读玩味。”

按：张刘两家所言，通其可通，缺其所可疑，付之不论，深可玩味。张寿颐《籀簃医话》也认为：古医经可疑可信，万有不齐。的是通人之论。

读《格致余论》罗太无治久病虚羸有积滞先养后攻的体会

罗太无治一僧，黄瘦倦怠，因思母忧郁成病，给予牛肉猪肚甘肥等煮糜烂与之，凡经半月余，其形稍苏，与桃仁承气汤下之，皆是血块痰瘀，次日只与熟薄稀粥，将息半月病愈。

我从罗氏启发，治虚体夹实证，以养胃气、节饮食，调其脾胃，待元神稍振，再进攻法，使病愈元神不受伤，无后患。

阳明燥渴与少阴厥逆之预后

读尤在泾《医学读书记》："阳明津涸，舌干口燥者，不足虑也，若并亡其阳则殆矣，少阴阳虚，汗出而厥者，不足虑也，若并伤其阴则危矣！是以阳明燥渴，能饮冷者生，不能饮者死，少阴厥逆，舌不干者生，干者死。"

按：重病症之吉凶，全在元气存亡。阳明实证，津涸舌干能饮冷，是热实证，若不能饮者，胃气竭是败症。少阴厥逆是阳气脱，舌不干阴液尚存，还有生机，舌干津涸，阴阳并竭，元气已败则命绝。

凡治危险重症，时刻注意元气存亡，尤氏此论，对治危险症，有临床实验的深切意义。

对汗后脉躁疾为阴阳交死证的体会

尝读《素问·评热病论》："黄帝问曰：有病温者，汗出辄复热，而脉躁疾不为汗衰，狂言不能食，病名为何？岐伯对曰：病名阴阳交，交者死也。"

丙子年秋季，诊慈城西乡官桥陈积文，新婚后，伏暑化疹，疹难出，而两手脉弦滑躁疾，尺泽脉滑大，神倦不宁，郑声自语，延二日气喘死亡。殆所谓阴阳交也。

对“阳脉之极”的体会

读《灵枢·热病》曰：“热病，脉尚盛躁而不得汗者，此阳脉之极也，死。”

忆甲申年九月，诊慈城古竹纸店毕长寿，患湿温症，潮热延绵三阅月，始终无汗，继而咳嗽气急，面容黯黑，卧床不起，成肺劳而死。殆即“阳脉之极也死”之一例也。

对急劲弦强乃真脏死脉的体会

尝读《难经·十五难》曰：“春脉弦，反者为病，何谓反？然其气来实强，是谓太过，病在外；气来虚微，是谓不及，病在内。气来厌厌聂聂，如循榆叶曰平；益实而滑，如循长竿曰病；急而劲益强，如新张弓弦曰死。春脉微弦曰平，弦多胃气少曰病，但弦无胃气曰死。”

忆戊寅年秋冬，诊陈瑞德之内伤症，脉见弦劲实大，患肺病，服药虽瘥，仍死。

甲申年冬季，诊杨逊斋师母，年八十五岁，新病寒热胸腹刺痛，咳痰厚，舌苔黄。处方山栀、豆豉、桑叶、瓜蒌、紫菀、旋覆花等清肺豁痰之品。不料服药后次日，脉弦强大，神识糊涂，谵语手痉，当夜死亡。

此二人虽所患内伤外感不同，然脉皆见弦强而死。诚如徐灵胎所谓“脉弦之至，即所谓真脏脉”之类也。

以校勘考证法读古书

《素问病机气宜保命集》书系晚出，历来皆谓刘完素之书，独明代李时珍认为该书是张元素所著，一名《活法机要》，谓后人误作河间刘完素所著，伪撰序文以附会之。《四库全书提要》根据时珍言，改为洁古之书。

按： 日本丹波元胤《中国医籍考》曰：线溪野老刘守真《三消论》跋云，麻征君寓汴梁日，访先生后裔，就其家得《三消论》、《气宜病机》（即《素问病机气宜保命集》——编者注）之书。

又杜思敬《济生拔萃》称东垣《活法机要》与《洁古家珍》及刘守真《保命集》大同小异。考徵君麻九畴为张子和友，乃在当时，其言若此，与杨序所谓先生卒，书不世传，屏翳于茆棘中者符。杜思敬编书在于元延祐二年，时八十一岁，其生距守真之时未为辽阔，则是书之出自守真可知矣。且其所述方论，与《宣明论》、《原病式》相出入，李时珍有何所证，以为张元素之书？夫元素所著虽佚不可见，东垣李明之尝从受其法，则读东垣诸书，以溯源委，其理趣判然与是书不同，元素子张璧著有《保命集论类要》，时珍岂非以此相混者耶？《四库提要》未察此义，随袭其谬，并以序文词称宁王伪撰。郢书燕说，莫甚此焉。《活法机要》为李东垣所著，时珍又为是书一名实为歧误云云。

以学说校勘考证方法研究古书，实具至理。按《四库全书提要》曰：“医之门户分于金元，观元好问《伤寒会要》序，知河间之学与易水之学争，盖派别不同，学说即异，学者当详读书之内容以辨异同。”大凡享盛名医家，被后人冒名独多，如陈修园著作冒名叶天士者是也。或有未完成著作，后之得者杂凑他人论文以成书，有同本人平日议论相悖者，若徐灵胎《医略六书》与《医学源流论》、《兰台轨范》志趣相反，一望即知其伪。若唐宗海（容川）《中西医判》乃《医经精义》原书换一名称而已。容川本人绝无一书两名同时刊印之理，必书贾所为。故读书研究内容，最为善法。

论《医说》所载张仲景治汉武帝消渴之误

尝读宋·张杲（季明）《医说》引《泊宅编》曰：“提点铸钱朝奉郎黄沔，久病极疲瘁，予每见必劝服八味丸，初不甚信，后累医不痊，漫服数两，遂安。或问渴而以八味丸治之何也？对曰：汉武帝病渴，张仲景为处此方。盖渴多是肾之真水不足致然，若其势未至于消，但进此剂殊佳，且药性温平无害也。”

按八味丸治消渴，确有至理和良效。惟张仲景是汉献帝时人，与武帝相去二百余年，用方者言词一时失检，张杲采入《医说》亦未考证，以致明代赵养葵著《医贯·消渴论》中亦云“昔汉武帝病消渴，张仲景为处此方”。一盲引众盲，延讹数百年，幸得徐洄溪（灵胎）先生砭正始明。

对"平人脉缓而迟者多寿，脉急而数者多夭"的体会

读虞抟《医学正传》论脉曰："生成之脉，岂无缓急迟数之殊欤？经曰，性急脉亦急，性缓脉亦缓。大抵脉缓而迟者多寿，脉急而数者多夭。经曰，根于中者，命曰神机，神去则机息。盖气血者，人身之神也。脉急数者，气血易亏，而神机易息，故多夭。脉迟缓者，气血和平而神机难损，故多寿。"按脉急数多夭，验之临证确然。

凡青年男女患劳损者，其脉大都急疾，证多不治。且所云，急数者气血易亏，迟缓者气血和平，盖全在平日有涵养功夫，多读道德格言，陶冶情志，心平气和，阴平阳秘，精神乃治。先哲云内伤关乎情志，成病非草木所能治也。故虞君论脉之理，可作养生格言观。

《研经言》论中暑与瘰螺痧治法

归安莫文泉《研经言》一书，对古书有精切的理解，陆九芝《世补斋医文》中盛称之，其书篇幅不多，议论深入浅出，联系到病证及治法，尤多精粹。录其两则，并附所得。

1. 中暑用脑麝开闭。《研经言》曰："古治中暑用脑麝，以无形之暑气痹着鬲（膈）间，蒸痰结固，既非表寒可汗，又非里实可下，必须气烈开提之药，直达病所，追逐其痰，斯无形者失其所恃而去。"

按：莫氏此言，使我们知道行军散、红灵丹治暑气开闭之义，并得温热夹痰蒙蔽，用紫雪、至宝丹、安宫牛黄丸开闭醒神之法。

2. 瘪螺痧死于汗、死于泻，非死于瘪螺。《研经言》曰："瘪螺痧，即暑月之中寒耳。其吐泻者，即霍乱耳。其正名自在古人论中。每见虚弱人手浸水久，或猝遇大冰雪，皆令螺瘪，何独为痧异?! 其痧而死也，死于汗，死于泻，非死于瘪螺也。"

按：寒霍乱为脱证，所泻米泔汗水，为人精腥气，乃白血也。因泻下既速且多，故肌肉瘦削，手螺纹干瘪，西医谓水液不足，用盐水注射以救其血液，有至理也。中医治法较西医周密，分寒霍乱、热霍乱、干霍乱、湿霍乱等对证施治，疗效可靠。拙著《验案类编》中分证治案介绍。

劳瘵人只知为虚而不知为实　蛊胀人只知为实而不识其虚

读宝辉《游艺志略》曰："劳瘵人只知是虚，而不知是实，脉有损至，而后证有虚劳，虚曰虚损，劳曰劳瘵，乃一病而二证，概行温补可乎？况有者为实，无者为虚，虚劳者是非劳力劳心而因逸以致病也。故仲景以血痹类为一门，痹者闭也，所以大黄䗪虫丸与薯蓣丸为起死之神方，其言于《金匮要略》研究颇有心得哉!"

按：今人患虚弱劳损证，只知滋补一法，未明虚中夹实之理，实不去，虚不复，读《金匮》人多，明白此理者人少。

《游艺志略》又曰："女惑男，风落山，谓之蛊，后人云臌，因其肤肉肿胀，形类乎鼓，外实中空而言，非臌与蛊有别。实指肝言，虚指脾言，云虚云实皆是也。"

忆三十余年前，慈城大关帝殿戚如记蛋店之女主人，年三十余，病臌腹大，诸医进疏气活血通便渗湿，其臌分毫未消，继延僧医疗治，云此是虚证，气虚中满，腹虽大，按之软，无青筋，大忌攻下消导。令服归芍六君汤百剂，可以痊愈。戚妇信其言，服二十剂，腹渐宽，五十剂，腹臌减小，百剂病痊愈。

此僧医能明虚实之理，必熟读《内经》深知"塞因塞用"治则。宝玉珊氏所谓"蛊胀人只知为实，而不识其虚"。余经目睹，戚妇至今健在，可谓信而有征矣！因附记于此。

内外俱伤便是两感

读王旭高《退思集类方歌注》引钱桢曰：

"两感者本表里之同病，似若皆以外感为言，而实有未必尽然者，正以内外俱伤便是两感。今见少阴先溃于内，而太阳继之于外者，即纵情肆欲之两感也。

太阴受伤于里，而阳明重感于表者，即劳倦竭力，饮食不调之两感也。

厥阴气逆于脏，而少阳复病于腑者，即七情不慎疲筋败血之两感也。"

所云确有心得，核之临证，所谓内伤外感之证，屡见不鲜，可谓信而有征也矣。

气血凝滞脉络不能贯通衍义

读《清朝逸史》蒋御史流民图吴大澂题跋曰：“余尝谓隔阂之蔽，如气血之凝滞，脉络不能贯通，遂有手足拘挛麻木之证。历观前史叔季之世，疆臣之贤否，朝廷不尽知；僚属之是非，一吏不尽知；小民之疾痛，州县不尽知；皆口下隔阂之患，通其癥结而针砭之，则言官之责也。”云云。

按：“气血之凝滞，脉络不能贯通”，此二言可通于病理。“通其癥结而针砭之”合于疗法。如《金匮》血痹虚劳，即气血凝滞脉络不能流通之故，如湿热时疫，因血凝热闭，体冷脉沉，宜紫雪开其郁热；病痧胀神昏肢冷，刮背取嚏，亦通其癥结之法也。且明代易思兰之开郁，清代王清任之逐瘀，亦不外吴大澂通其癥结之意。

因而悟王孟英读袁简斋《随园全集》得治医之法，盖稗官小说皆能开人悟境，惜无暇暑诵读再。

理中汤随证变换示例

医之用药，如将之用兵，随机应变，无一定之常法，勿以某方必用某药，不可更改。其实治病之道，因病而后用药，不可以药而候病，故方必有加减。今读曹仁伯《继志堂医案》，其论理中汤曰：“理中汤是太阴极妙之方，如以中宫之阳气不舒，用干姜者，取其散；少腹之阳气下陷，用炮者，取其守。其变换在大便之溏与不溏。湿甚而无汗者，用茅术；湿轻而中虚者，用冬术；其变换在舌苔之浊与不浊。此本方之变换也。设脾家当用理中，而胃家有火，则古人早定连理一方矣！设气机塞滞，古人早定治中一方矣！设脾当用理中，而其人真阴亏者，景岳早有理阴煎矣！其肾中真阳衰者，加附子固然矣，其衰之甚者，古人又有启峻一方矣！此外，加木瓜则名和中，必兼肝病，加枳实、茯苓，治胃虚夹食。古人成方，苟能方方如此用法，何患不成名医。”因记之，以为用方变化取例。

《研经言》用药论

“凡药能逐邪者，皆能伤正，能补虚者，皆能留邪。能提邪出于某经者，皆能引邪入于某经。故麻、桂发表，亦能亡阳，苓、泻利水，亦能烁津，于此知无药之不偏矣。”

按药性皆偏，用药是调济人身阴阳之偏，故而我的治病方法，以适应人身需要，不敢多用克削药伤人元气，病瘥则用饮食代药。张子和《儒门事亲》所言“养生当论食补，治药当论药攻”，深合我心。

用药宜随证重轻

陆九芝《世补斋医书·下工语》曰：“病有本不是一剂药可愈者，用药亦不必重；病有必赖一剂药建功者，用药则不可轻，轻则药不及病，而反滋疑惑。”

按七情虚损久病，药剂过重反伤胃气，只宜轻剂调治。吴鞠通所谓治内伤如相，重在调摄是也。若外感伤寒疫疠，用轻药杯水车薪，何济于事，非用大剂重剂不为功。吴鞠通所谓治外感如将者也。以上陆九芝先生所言，乃经验之谈，学者勿以词浅而忽之。

温寒须行气　清热要活血

读宝辉（玉珊）《医医小草》曰：“气滞而后寒积，血壅而后热生。行气如旋覆、香附、陈皮、葱、薤等味，加入温药队中，以散寒，其效倍捷。

清热苦寒甘寒咸寒诸药，大剂寒凉，必加入活血之品，如桃仁、丹皮、泽兰、茜草、刘寄奴、参三七等，乃无冰伏热闭之弊。此理易知，诸医多不识，故特表而出之。”

所云确有心得，王孟英善用此法。

麻口之药亦能麻肺

尝读张锡纯（寿甫）《医学衷中参西录·例言》曰：“细辛有服不过钱之说，后世医者恒多非之，不知其说不可废，凡味辛兼能麻口之药，若花椒、天雄、生半夏，大抵皆有此弊，不但细辛也。盖能麻口者，即能麻肺，肺麻则其呼吸即停矣。……用药可不慎哉！”云云。

观此，因而悟《金匮》小青龙汤诸加减方，用麻辛干姜治痰饮咳逆上气之理。盖肺麻则涎敛，气降则咳平。不可过钱者，此本《素问》“大毒治病，十去其六”之谓也。用药毋太过，毋不及，圣经贤传不我欺也。

《宋元明清名医类案》所载陈修园医案乃易思兰医案改名

读解放前姚若琴所辑《宋元明清名医类案·正续编》内有陈修园医案，乃明代易大艮（思兰）医案（载于王琦《医林指月丛书》），未知何人改换名称？姚若琴不察内容，致有此误。解放前，常见书商印书，作种种广告宣传，而不深究其内容，这也是盗名欺世之举。

毒药外敷疥疮之害

《金匮要略》曰：“浸淫疮，从口流向四肢者可治，从四肢流来入口者不可治。病在外可治，入里者即死。”知病邪必须使外达，不可遏之内伏也。袁随园曰：“良医之所以不治疥癣者，以其无伤大体故也。如必攻治之，恐转为心腹之忧也。”今记毒药敷疥病案一例于后，以释《金匮》所云“入里者即死”也。己卯秋，一男孩患疥疮，自以俗方水银、硫黄、斑蝥、蜈蚣等药敷身，疥虽见效，而内病起矣，证见遍体浮肿，气促热炽，病日以重，治之不效而殇。盖肺主皮毛，脾主肌肉，疥虽小恙，实属湿热之为患，今复以燥热毒烈之药外敷，以助其虐，使湿热无从透达，内窜于肺故喘促，转入于脾则浮肿，从皮肤肌肉而进入内脏，遂死。

卷二 师友经验

张禾芬太夫子用甘露消毒丹治阴虚湿痹似劳症

有一种阴虚体质患湿痹症，邪不外达，日久留着经隧，微寒微热，汗出不解，状似损怯虚劳，脉沉弦细数，舌红苔白粘薄铺，面容萎黄。用清热药，低热不退，以补剂滋养，则伏湿之邪尤固，若以发汗表散，则正气徒耗。是因体虚邪恋，湿邪无力外达之候，宜用此丹为主，再佐清淡养阴和胃通络药品，如桑枝、白茅根、大豆卷、忍冬藤之类，数味煎汁，吞丸缓进自愈。

长春按：太夫子这一经验，是将古方治疗功用推广，对我们帮助很大。从这启示，只要把病人体质虚、实、寒、热、燥、湿分辨明白，就可以灵活采用古方，变通应用。

附方：甘露消毒丹（叶天士方）：飞滑石，连翘，绵茵陈，黄芩，石菖蒲，木通，藿香，川贝母，射干，薄荷，白蔻仁。

张禾芬太夫子治热痧误补腹胀验案

太夫子所著《急治汇编》所载徐姓男，年龄十六岁，住上海曹家桥。患热痧胀闭闷，经他医治疗，表部已透，内热不清，胃呆不纳，脘腹俱胀，数旬不起床。太夫子诊其脉，沉数而涩，舌绛无苔。问其病前有否滋补？答曰夏暑时曾服过人参；问病人服参时胃纳好否？曰：不好。太夫子曰：此暑毒为参气胶滞。乃用生萝卜汁、生藕汁各半盅，淡竹沥30克，三味和温，吞红灵丹0.2克，煎银翘败毒汤剂。二日后，内热退，脘腹胀消，胃开能食病愈。

按：此案治愈，得力于问诊。若不详问有人参误补病史，只以胃钝腹胀，用开胃化湿消胀常法，其病尤治尤坏。此方以生萝卜汁解参毒，藕汁凉血清治舌绛，竹沥豁痰化滞，红灵丹开暑热痧胀内闭，以治病根。不用开胃消胀，其病皆愈，要在去暑毒为参胶滞的病根。

所谓治病必求其本，讲本，就是追究成病原因，这是最重要的。

附方：红灵丹。

处方：麝香，冰片，辰砂，马牙硝，腰黄，青礞石，飞月石（一名硼砂）。

功效：辟秽浊，通关窍。

主治：霍乱痧胀，腹痛转筋，或吐或泻，肢厥脉伏。

颜师用麻黄附子细辛汤治水肿

李某男性，年龄四十二岁。病水肿症三个月，曾经先后服过五皮、五苓及羌、防散风，车前、木通利尿等药多剂，均未获效，乃延业师颜芝馨诊治。时患者忌盐已久，胃不思纳，精神疲惫不振，动则气促，目眶浮肿似卧蚕状，腹臌膨大，按之软而不胀，两足浮肿，大便溏薄，小溲短少，察其面容苍白，舌质淡白而苔薄白，诊脉沉迟。询其起病原因，常因工作栉风沐雨，卧于湿地，兼因常食冷菜冷饭。颜师根据上述情况，认为病因脾胃受困，寒湿内闭，胸痹气郁失于运行；肺失清肃，故小便少；脾失健运，故腹膨大。治当温通元阳，以麻黄附子细辛汤并治太阳少阴。处方生麻黄 6 克，厚附子 9 克，细辛 1.5 克。二剂后汗出，溲长，气促稍平，脉迟，舌淡苔退，改用当归补血汤，调元神，培气血；真武汤暖肾脏去寒湿。处方：生黄芪 30 克，当归、厚附子各 6 克，茯苓 12 克，生白术、炒白芍各 9 克，干姜 3 克，连进五剂，肿退，腹臌消失，痊愈。

颜师曰：此病腹臌膨大，病虽严重，幸按之尚软，若坚硬而起青筋，则为肝胀络瘀不通，非此方所能奏效。

颜师用雪羹梨汁竹沥治郁怒引动肝风

张姓妇，年龄五十余岁，素体瘦弱，常苦头眩痛。一月前，因郁怒头剧痛，心悸怔忡，大便干燥，左臂麻木，经针灸治疗，及内服祛风活血药（羌活，防风，当归，黄芪，桂枝，鸡血藤，活络丹）和治风痛药酒等，病反增剧，手臂掣痛尤甚，渐至抽搐昏厥。颜师攓视其舌，质绛苔黄，齿缝出血，诊脉细数，重按坚强。认为患者素体阴液不足，内有郁火，因怒引动宿恙，前医未明体质，予以常法治疗，不知辛温之品，只适用于元阳不足，寒湿之体，非血分有郁热肝风内动之患者所宜。病属内伤，厥阳上巅，即《素问·调经论》所说“血之与气并走于上，则为大厥，厥则暴死，气复反则生，不反则死”之例。治当以救液息风为主。因非外邪，故不需芳香开窍，先以雪羹汤（海蜇，荸荠）煎汁灌服，消痰火以开热闭，潜肝阳以息内风；另用鲜梨汁、鲜淡竹沥和匀，用沸水隔汤炖温，灌服，以养液息风，消痰解郁。药后即神清。考虑患者服辛燥祛风之品已久，胃气受伤，不宜再以药物长服，乃宗《内经》“食养尽之”之法，以饮食调养，嘱常用甘温之淡菜炖甘寒之鸭子，取服其汁，并以潜阳息风之蛤蜊、蚶子及和中养胃之清炖鲫鱼佐餐，一月而病痊愈。

颜师用麻杏石甘汤加味治妊娠春温

张姓少妇，年龄二十四岁，妊娠四月，病春温外感，壮热无汗。前医泥于妊娠，以安胎为主，解表为辅，用甘温滋腻，如四物汤加防风、黄芩、白术之类，汗不出，热反增，喘急不得平卧，面微浮，面颊赤，舌深红干燥，苔黄厚腻。颜师诊后，认为病属温邪外感，失于表散，反以滋腻助邪，肺痹热郁，气不下降而反上逆，是因病而胎不安，以去病为急，病去其胎自安。治当清降肺热，开闭达郁为之，不应拘泥安胎成法，进麻杏石甘汤加味。处方：生麻黄、生甘草各3克，苦杏仁9克，生石膏24克，以淡竹茹、活水芦根、白茅根各30克煎汤代水煎药。二剂后喘平热退，续进泻白散加黄芩、白芍、枇杷叶、水芦根、白茅根等善后，旬日痊愈。

颜师用黄芪苡仁粥治小儿虚体湿热证

杨姓一男孩，年六岁。夏季患湿热证，寒热已二十余天，服清热化湿药，病势日增，延颜师诊治。形体矮小羸瘦，两足微浮，胃纳呆钝、得食欲呕，小溲混浊，大便溏薄，日解数次，脉濡、重按无力，舌质淡，上有白糜苔。询知素质虚弱（父患肺弱咳嗽，母病胃痛食少，乳汁不足，常以米糊喂食），三岁患麻疹，曾久服凉药，平日经常感冒流涕，容易停食便泻。颜师曰：此先天秉受不足，后天食养失调，旧有疳症，新病湿热，迭进苦寒之品，胃气受伤。舌糜乃败胃之证，寒热是营卫不和，当以扶元养胃为主。处方：生黄芪、生苡仁各30克，煎汁加白糖一小匙，分数次饮服，连服三天，知饥能食。复诊脉软，舌质淡红，白糜苔退，大便次数减少。处方：生黄芪、芡实、生苡仁各15克，西党参9克，去衣带心莲子10粒，煎汁，加白糖一匙，服五剂。此后续用麦冬、生黄芪各9克，炖汁代饮，并以杜赤豆、红枣、陈早米、生苡仁炖薄粥，加白糖及火腿、虾米煮挂面，隔日掉换饮食，一月后，恢复健康。

颜师用轻剂清肺养胃法治肺劳兼秋燥症

颜师治汪男，三十余岁。素有肺劳，咳血音嘶，新病秋燥，发热已二旬，自汗，咳嗽，咽痛，脉象细数，舌红干燥，苔见微黄，大便溏薄，胃钝呕逆，体倦音低，肺胃气液并亏，内伤外感同病，已服过前医麻杏石甘汤，清燥救肺汤及甘草、桔梗、前胡、桑叶、菊花等，皆无效果。延颜师诊治，认为元气衰弱，不宜重剂，只宜轻可去实，拨动胃气，清肺养胃法，冀其安谷则昌。处方：活芦根、冬瓜仁、叭杏仁、生苡仁、橘络、川贝、枇杷叶、竹茹、白茅根、橘白、桑白皮、地骨皮、旱莲草等药出入，连进五剂，病情转松，胃苏血止。继进叭杏仁、银柴胡、北沙参、茯神、炒白芍、炙甘草、竹茹、白薇、苡仁、桑白皮等药善后，半月后病痊。

颜师常说：肺为娇脏，用药最难，只宜淡味，拨动气机，使胃气来复，养胃可治肺病，重剂反伤肺胃。轻淡药可治重病的这一师训，对我们启发极深。

颜师用重剂参附治妇人崩血脱证

宁波城内某城人，年四十余岁，病崩中不止数日，延颜师诊治。自汗淋漓，面容苍白，眩晕肢冷，脉大，重按无力，有沉伏之象，舌质淡白。颜师曰：此乃崩中出血过多，成下脱。血脱宜益气，急进参附汤，固阳救脱。其家人曰：已服胶艾汤及止血炭药数剂无效。颜师曰：治重病宜药味少，药量重，使药力专一。古人用一二味药治病，效果卓著。此证宜用别直参 24 克、厚附子 30 克，以固阳气救脱，《世补斋医书》所谓“病有必赖一剂药建功者，用药则不可轻，轻则药不及病，而反滋疑惑矣”。此证已危急，勿再犹豫不决，治脱证如救火，不能观望。患者于遵嘱服重剂参附汤后，自汗止，眩晕瘥，崩中减少。颜师嘱再服一剂，复诊精神好转，舌色略现淡红。处方生黄芪 30 克，当归 6 克，连服三剂，崩血止，胃纳进，病瘥。

颜师常说：治病有常变二法，一般病宜用常法，以平稳和缓为主，不宜重剂猛药，使药重病轻，真元受伤。故我平日以轻剂治疗居多。若遇重病，闭证宜开，脱证宜固，要大胆用重剂，药味单纯，始能迅速奏效，否则病重药轻，服之不但无效，反使病症恶化，贻误病机，再用重量亦不及矣。该妇人所患崩中，是阳气虚脱证，宜宗古人血脱益气重用气分药，今连进胶艾四物及止血炭药，其药皆入血分，气分犹伤，虽加参附，血分胶粘药重，参附不起作用，故特别重用，治药误以救脱。此症谓之坏症，与一般崩中漏下治法不同，乃变法，非常法也。若无真知灼见，切勿乱用猛剂，温药危害性极大，慎之慎之。

长春问：此症可否用淡附子与人参治疗？颜师曰：人参味甘微寒，补气液，其性缓，救阳气衰脱，不及别直参。因别直参经过药制，其性甘温，其性猛，有急救回阳之效，淡附子是生附子先以盐水腌制，后来再用水浸漂淡，其毒性减，其性温暖，回阳力薄，厚附子是鲜附子切厚片晒干，再浸生姜汁拌晒而成，其性大毒，但回阳急救有捷效。重病用毒药起驱病作用，元气不伤。此患者之病，服血药阴粘之地黄阿胶等太多，真阳受害，成脱证。非用厚附子有毒药不能奏血脱益气之效。人参淡附子治此症力量不够，故不用也。

治病要通权达变，以适合病机为主。长春得此训言，方知我师非专以轻淡药见长，而是有常变二法运用于临床。

颜师治暑热吐血先清解止血后用养肺胃培本验案

王姓男，年四十七岁。素体虚弱，中气不足，时患吐血，便溏脱肛，形体羸瘦，每逢病发，服附子理中汤有效。

是年夏季，又患吐血，自取旧时服方服两剂，吐血加剧。乃向颜师求诊。当时发热、咽干，胸脘气上逆，心悸烦躁失眠，按其脉芤，而重按见歇止，舌质狭小色深红，苔微黄。

颜师曰：此新感暑热，引动宿恙，吐血症，暑伤气，故脉虚；暑入心，故舌红。今误服温补，反助暑热，急则治标，应以清暑解表为先，但虑平日脾弱中虚，当从肺热气失清肃论治。拟凉血清暑药治之，参三七粉 3 克（吞），鲜生地 30 克，生白芍 9 克，丹皮炭 3 克，鲜荷叶 1 张，黄连 3 克，白扁豆花 9 克，枇杷叶 9 克，白茅根 30 克，共奏清暑降逆，凉血止血之功，兼解误药温补之毒，服药二剂，血止热退，见微咳，便溏色黑，胃嘈不能多饮薄粥，脉软重按无力，舌质红润苔白。颜师曰：暑热夹瘀下降，故大便见黑色，新感已从下出，可进胃药收功。宗缪仲淳、薛生白二家经验，用柔剂缓治。处方：玫瑰花、山茶花各 9 克清理血分余瘀；炒白芍 9 克、炙甘草 3 克柔肝和胃；北沙参、生白扁豆各 9 克，川贝母 6 克，枇杷叶、茯神各 9 克，清养肺胃气液。服五剂，胃纳增加，病愈停药。

临症治旧病必须注意新感，此案辨证论治，先治标病，后治本病，可作后学诊断处方规范。

宋星斋治疗妇科胎前产后病的经验

长春从宁波颜芝馨内科医师处学医时，女科世医宋星斋先生常来颜师处座谈，曾谈及习惯上治孕妇病，常以黄芩、白术合四物汤为安胎药，并有胎前宜凉，产后宜温之说，其实不可拘泥。王海藏有言：安胎之法有二，如因母病以致胎动者，但疗母病胎自安；若胎有触动，安胎则母病自愈。

又谓：疗母病要根据孕妇的体质寒热虚实而施治，切勿呆守成法，同时还须明确母病是内伤还是外感，然后分别治疗之。

产后病，用药以散风去瘀为主，大忌收敛。丹溪有白芍能伐生气，产后忌用之说，由于妇女生理关系，产后、经期以及行房以后，风邪易乘下焦之虚而入，故古人有风从上受为咳喘，风从下入为崩漏。治崩漏必须佐以防风、独活、荆芥炭、白芷之类。若风从下焦而入致咳嗽者，服止咳药无效，亦宜温肝脏佐祛风之品，如当归、川芎、炙甘草、炮姜、独活、防风、荆芥炭等，加佛耳草、白薇等治之。

我根据宋氏的经验，并参用《千金要方》治女科用药法，历年来试用于妇科胎前产后诸病，确有良好疗效。证明宋先生所说，是从实践中积累而来的经验，值得参考应用。

黄志棠儿科谈乳儿疾患须查询乳母健康情况

先业师颜芝馨医友宁波黄志棠儿科，曾对我说：治疗乳孩病，应注意查询乳母的身体健康情况，须了解其对乳孩疾病的影响。

我曾治林姓男孩，患吐乳症，经儿科治疗无效，改来我处诊治。当时视其面容，手关纹与脉搏都正常，惟舌苔色稍白厚，按其胸腹灼热，形似食滞，但吸乳吃食如常，食后片刻即剧吐，吐尽始止。我根据黄先生经验，询问其母，知乳孩出生以后，即由乳母哺养，近因原来乳母患病回家，更易数人，现在所哺乳母，年轻乳多，初哺几天安好，近旬日来，始患吐乳症。据此乃对其乳母进行诊察，形容如常，无寒热，稍有头痛，尿热，诊脉弦数，舌质红糙。询其有否患过何病？答无。但从脉舌来看，必有血分蕴藏毒火未发，进一步询其爱人健康情况，最后告知“有毒”，并悉前所生小孩，亦因毒全身溃烂而死。乃处三黄解毒汤，生大黄、黄连、黄芩各3克，连服旬日，以清内毒；并易乳母，呕吐痊愈。

又治一小孩，发热，用清解药后，不但热未退，反增呕吐，经追询其母健康情况，知素有气管炎，近日高热，咳嗽，卧床不起，乃予以诊治，脉象滑数，舌红苔黄，治以麻杏石甘汤加味，二剂后，热退气平，乳母病瘥，乳孩病亦转愈。

从上述治例，可见黄先生所云，为实践经验之谈，足供我们临床时的借鉴。如遇乳孩疾病，同时要询问乳母健康情况，这对治疗乳孩病有很大帮助。

范文甫老医用乌梅安胃丸和白蜜治胸脘剧痛

慈城镇永明寺前姚姓女，已结婚，月经愆期二月未行，病胸脘剧痛呕吐，汤药不纳，每天请西医注射止痛针，人极疲瘦，不能起床，请范老来慈城诊治。范老先用乌梅安胃丸15克和白蜜二匙，用滚开水将丸蜜汁泡，连渣饮服，舒适不作呕，再拟大半夏汤（姜半夏12克，吉林人参6克，白蜜30克），服二剂，痛止，能饮薄粥。复诊脉滑，范老诊断其是早娠有喜，前次误药所致，拟当归芍药散方［当归9克，白芍药15克，川芎3克，茯苓、泽泻、白术各9克。方出《金匮》，治妇人怀娠，腹中疠（音朽）痛］。服药后病愈，胃纳增加，病体渐恢复，足月产一子。

按：乌梅安胃丸和白蜜泡汁饮，是范老变化古方新用，我得此启发，遇有胃病剧痛，或胆囊炎、胆石症、胆道蛔虫症，诸病症皆用此法，药量与辅佐药略为变化，救急止痛，皆起捷效。

又按：当归芍药散，尤在泾注曰：芎归芍药，治血分药，参术泽泻，治气分药。范老采用此方治妊娠误药，能健脾胃养血液，化水气，利小便，使气血流通，病愈胎安。

范文甫老医治危症诊趺阳脉

林某男性，发热九日，口不能言，目不能视，体不能动，四肢俱冷，医皆以为阴寒证。范老诊之，两手皆无脉，用手按其腹，病人用手护之，皱眉作苦楚状，诊两足趺阳脉，皆有力，乃决其腹内有燥矢也。与重剂大承气汤投入，得燥矢五六枚，神志清楚，病瘥。范老自讲，他平日不详求于脉，此症两手无脉，故于足部求之，乃知古人详其脉，脉亦不可忽也。苟不求于足，何以救此重危之绝症耶?!

长春按：此例治案，是采录胡炳藻老医珍藏一九三〇年稿，题名范文甫医案。

又按：尝读张仲景《伤寒论》自序曰："按寸不及尺，握手不及足，人迎趺阳，三部不参，动数发息，不满五十，短期未知决诊，九候曾无仿佛，明堂阙庭，尽不见察，所谓窥管而已。夫欲视死别生，实为难矣。"范老自言他不详求于脉，独于严重危症，根据经旨，握手及足，以察生死。亦是徐灵胎所谓脉有可凭，亦有不可凭。范老能采其可凭者，作详细诊察，在不可凭者，采望、闻、问、按，以补脉学之不足，此是好古而不泥古的明证。

刘达人老医诊久咳伤肺下见悬痈案

宁波刘达人老中医，长于内伤调理。慈城观音望德昌蜡烛店伙友林正甫，患久咳不愈，赴宁波请刘医诊治。刘诊脉问：你有痔漏吗？林答：在一月内，发现肛门旁肿痛出水。刘说此名“悬痈”，其吉凶在于咳嗽，若肺热从下出而见悬痈，其咳嗽日瘥；今咳嗽反剧，其病可怕。兹录其方案如下：久咳伤肺，下见悬痈，肺与大肠相表里，肺热下移大肠，咳嗽反剧，脉细，是天穿地漏，急宜保其脾胃，安谷则昌，过春分平安则吉。

西党参、冬术、茯苓各 9 克，炙甘草 3 克，陈皮 3 克，生玉竹、叭杏仁各 9 克，川贝母 6 克，服十剂。并嘱不用复诊。至春季，病逝。

长春按：中医治病，首先要在初诊有明确诊断，向病家作预先忠告。刘医在林某初诊方案中明确诊断，具有卓识，深为钦佩。

刘达人老医谈治杂病以保脾胃为主

（一）讲肝旺

肝旺二字，实即脾虚也。每见医者治肝之病，尝以黄连之苦寒，伤脾胃之阳，则血不生矣；又如左金丸（吴茱萸配黄连）之苦辛伤阴。四物汤中之诸药，不利于肝，反碍于脾，甚至伤阳，以致胀满。盖肝当作宾，不可作主体。

（二）讲调经

妇人调经，《内经》明言以治脾胃为主，近世医家每以血药治之，须知地黄碍脾胃，当归行血，阴虚反升动肝阳；芍药敛破相兼，酸寒成性，而亦伐脾；川芎能上窜下行；丹皮苦寒伤中，升泄发汗。调经必须重在“脾胃”，脾胃和则血自充矣，再佐以气药，及濡养肾水之品，无不取效。

又曰：妇人经期不调，虽不离于气血，尤多因情志不适，忧思郁怒而起，然亦多由饮食寒凉，水果生冷等太过，致脾阳伤，则不能生血，致经闭经愆之症作矣。青年妇人患此甚多，须审其病源而治之。

又曰：妇人经水少，用破血药，通经，经来仍少，无积瘀也，若有亦不多。其心脾不生新血，则来源已断，血无从出，虽有积瘀，须以调心脾为主，佐以活血行瘀，破血药最易损伤正气，每见强行破血，其腹渐大者，即伤正气之明证也。

又曰：妇人体肥，必多痰涎内阻，而不露外形，其气分亦必虚，每有伏涎阻气，血不得宣，积而成癥，或至患崩，且此类之人，其平素必多带下。

（三）讲安胎

妊娠方中，多用知母、黄芩，以为安胎，每见胎未得安，脾胃受苦寒之损，轻则纳呆漾漾欲呕，重则痛胀溏泄遂作。必果有实火，可以暂用。

又曰：有孕至七八个月，夜间寒热，验舌淡嫩无苔者，此非疟疾，乃气血亏弱，胎欲堕也，急宜用甘温药益之。

又曰：月经与胎产，肾所主也。小腹胀满，医者多作肝气治，因肝经盘绕于小腹，然小腹为肾所辖，肾虚而见是症者，治以温肾养肝而愈者很多。

又云逍遥散方，从《金匮》当归芍药散化生［当归，芍药，茯苓，白术，泽泻，芎䓖。治妇人怀妊，腹中㽲（音朽）痛］。医者有除去白术，大失立方之旨。夫白术能排泄血中之湿，使血液纯洁，经有不调者乎。

(四) 讲赤白冻

又曰：天气渐冷，有下赤白冻带粪而顺下者，或腹不痛，皆不得作痢疾治，忌进芩连芍药之苦寒，及用导下药。

长春按：素闻刘老医师善治内伤症，以李东垣《脾胃论》为主，又从我院中内科夏明诚医师处得到刘老遗稿，大旨从培养脾胃生气为主，少用克削药，而这对久病弱症，确是好方法。

曹炳章老医辨舌柔硬以察胃气存亡

鄞县曹炳章先生，生前与绍兴何廉臣先生友善，设诊所于绍兴和济药局，学验俱优，著述宏富，《中国医学大成》及《辨舌指南》是其代表作。他常谈到辨舌以察胃气为至要，有胃气则舌柔和，无胃气则舌板硬，如中风入脏，则舌难言，伤寒舌短，即为死症。皆板硬而无胃气也。若温热症舌硬不语，下症为多；杂症舌强硬，胃气将绝也。总之，舌板硬不治者居多。

但痰症亦有见舌硬不柔，若服药后得韧痰吐出，其舌应当转软，若痰出舌不软，是胃气败症。

胡炳藻老医谈治疗湿温症要使湿热分离

慈城老医胡炳藻同长春谈温热学派。他推崇明代吴又可《温疫论》，认为吴氏在明崇祯大疫年代，根据当时病情研究治法，达原饮（槟榔，厚朴，草果仁，知母，芍药，黄芩，甘草）、三消饮（即是达原饮加生大黄、葛根、羌活、柴胡、姜、枣）自成一家，颇有发明。达原饮治湿温症初起，苦辛化湿，苦寒清热，使湿与热分离，其病易治。今人喜用甘寒清热，反使邪恋，久热不退。此因未明温邪夹湿之证，治法不同。凡治湿温时疫，有舌苔粘浊，或黄或白及有阳经表证，或大便秘，以达原饮、三消饮出入加减，能奏速效。盖病之初起，元气尚足，急进驱邪安正最合。

胡炳藻老医谈《温疫论》学说二则

吴又可《温疫论》论邪之着人，如饮酒，因每人气血虚实之不同，脏腑禀赋之各异，饮酒同，其醉酒情状各有不同，故受病邪同，所现病状轻重不同。明了病因是疫，以治疫为本。再辨患者体质有寒、热、燥、湿之各异，为用药变化之根据。吴又可标题为“知一”，诚是经旨所谓知其要者，一言而终之谓也。

又云：《温疫论》所载三甲散（鳖甲，龟甲，穿山甲，蝉退，僵蚕，牡蛎，䗪虫，白芍药，当归，甘草）治“主客交”，是素有虚弱症，内伤瘀血，或经常有虚热，吐血，咳血，遗精，带下，稍受疫邪，谷食暴绝、胸膈痞闷、身疼发热，彻夜不寐，若断为原病加重，误补则助邪，以治疫法治之，热减得睡，谷食稍进，但脉数不去，肢体时疼，胸胁钻痛，此乃正气衰微，不能托邪外出，留而不去，因与血脉合而为一，结为痼疾也，夫痼疾者，所谓客邪胶固于血脉，主客交浑，最难得解，且愈久益固，治法当乘其大肉未消，真元未败，急用三甲散治疗，多有得生者。

胡老医生认为三甲散组方，极有深意，标治“主客交”对后学大有启发，即治疫病客邪，要兼顾原有病症，同时明了有主客交病症，需要驱邪外出放病出路，切勿见虚羸即进补，使病无生机。

杨素中《寒温条辨》采用三甲散中蝉衣、僵蚕制成升降散、神解散、清化汤等八方，都以这二味为主，制成适用方药。吴鞠通《温病条辨》采用龟版、鳖甲、牡蛎，制成一甲、二甲、三甲复脉及大小定风珠等方，足见吴又可制方对后世温热病治法影响之深。

注：“大肉”是手掌大指、次指之后的肉，久病的人，若肉隆起者，病虽重可治；若大肉平陷者，病不可治。

长春按：胡炳藻先生，是慈城老中医，与宁波范文甫医生友善，对中医学有深刻研究，对我讲吴又可《温疫论》发明极多，他讲达原饮治湿温，使热与湿分开。

近贤恽铁樵医生所见相同，且早了几年。又解释《温疫论》“知一”及“主客交”两个名词的字义，对后学启发亦颇多。

严鸿志老医谈治病要法

严老医是慈溪县中医研究会会长，常谈到治病要法：凡病实中有虚，着重顾虚，若病虚中有实，注意从实处推求。

又曰：气候与疾病，大有关系，治医者须知，如冬应寒而暴暖，则有冬温，夏应暖而暴寒，则有寒疫之类。

冬宜秘藏，则阴气固密，若纵欲精耗，则阴虚，阴虚则阳邪易犯，故多病温。

夏宜疏泄，逆之则汗不出，汗不出，则暑邪内伏，遇秋风凄切，则寒热相战，而为疟疾。阴阳启闭，对疾病变化，大有关系，临床必须深切注意。

张生甫老医谈《内经》养生却病法

张老中医为旧慈溪县中医学研究会评议员，在慈城开研究会时，常与我谈到学医与养生却病方法。

他说：医学以修道为重，古人治医深通易理，能知生死寿夭，有长生却病方法。民国以来，医生之职责缩小，只知治病，未研究养生之道，医生本身多病不健康，对群众服务，难以尽力，故医生要多读《内经》

“上古天真论”和“四气调神大论”以明养生之本。

又说：用药如用兵，兵不得已而用之，有病服药亦如此，病瘥即宜停药，以饮食调理为善后。人身原有精、气、神三宝，时时注意，毋使损伤，三宝固守，可以却病延年，征之《内经》“上古天真论”等篇，“呼吸精气，独立守神”等语，于精、气、神三者深为注意，实是保健防病之妙法。

张生甫老医谈察舌通变

张生甫与张锡纯、张山雷合称“海内三张”，生前著有《虚劳要旨》、《医学达变》二书。常谓望诊中察舌议病之法，堪为诊断之一助，然亦有未可尽泥者。吾自经历以来，尝见外感舌苔变动多，而内伤舌苔变动少；上中焦症，其苔变动亦多，而下焦及经络病，其变动亦少。内伤症苔多淡白失荣，若见光绛白糜苔，则病重深危险，而为坏症。

又有外感邪被遏伏或误补，致苔不布，而为光绛似虚者亦有之，不可即认为虚，当再用宣透，则苔方布。舌苔之变动，恒随阴津而左右，故老人病，其苔每多燥白，不甚变动，有时或见厚白，不可误认为湿，皆因气虚不能化津所致。

再伏气温热初起，舌苔亦不甚变动，不可以少变动，而视为无关紧要者。

舌绛属阳，若绛而萎失荣，亦有属阴证者。其说为人所未道，借以告世之察舌者。

张老《医学达变》一书，分内、外两编。内编发挥医理，独擅精意；外编纂辑各家，择优列入。一著一述，朗若列眉。长春曾为其增订，每篇后各附按语以发挥之，另补医语 32 则，俾与张老之书相得益彰，录成两册，藏以待刊。

舒绅斋儿科治麻疹经验

吾友舒澄，字绅斋，宁波市平桥儿科世家，因其姊夫冯某介绍，在慈城姚家大堂私人开业，行医近三十年，长于儿科，于麻疹（时瘄）尤有心得。

我之女瑞贞，于丙寅春感受时瘄，出瘄时冒风，瘄闭而隐，喘逆烦躁，请舒医师诊治，拟麻黄、苦杏仁、生石膏、生甘草、蝉衣、牛蒡子等，辛凉疏达药，嘱服药后，盖被而卧取汗，两颊转红晕，全身瘄点满铺喘定气平，可瘥。饮药后，果然见效。

舒医尝与我讲治瘄之法，叶天士随时令用药，着眼于气候不同变化，深得《内经》因时制宜之旨。唐大烈所辑《吴医汇讲》陈元益论麻疹（一名痧疹，宁波地方名瘄子）今昔气化不同治法亦异，深有至理。鄞县郑卜年所撰《瘄略》用药甚重，其论“升降”二字，确具实践经验，郑认为瘄未透，用升药，如麻黄、升麻、葛根等，既回，用降药，如重用黄芩至 30 克，及芦根、生石膏等。升降治法不误，其瘄决无危险。舒绅斋医师集三大家治瘄学识为基础，参以家学渊源，故其治疗时瘄，确有心得经验。他看麻疹吉凶，也有一个要旨，若面颧部麻疹红活，色显明多吉；若面色苍白黯滞，疹点不透，或两颧疹点全无者，其症危险。验之临床，可称决诊。

夏思襄外科治疥癣不用毒药外敷

尝读《金匮要略》，“浸淫疮，从口起流向四肢者可治，从四肢流来入口者不可治。病在外者可治，入里者即死”。因此知病邪必须使之外达，不可遏之内伏也。

慈城中医外科夏思襄医生常对我说：“疥疮”古书谓之浸淫疮，系内脏湿热从皮毛而出，必须内外并治。

内服药以清肺化湿火为主，因肺脏有湿火热毒，若不清肃内脏，只知用药外敷，使毒气内攻急则成喘肿，缓则成肺痨，莫道疥疡小病亦能成心腹大患，其言深合古人所云善治者治皮毛之理。

长春得夏氏启发，对一切皮肤病注意清肺，收良好效果。

夏氏治疥外敷药，少用毒性药品，外治药用蛇床子、黄柏、煅明矾、地肤子、生地榆等，以清凉化湿杀虫止痒为主，各药研细末，以麻油调敷。

内服清肺化湿方列下：

1. **宣肺气、化湿热解毒方** 大豆卷15克，连翘9克，蒲公英15克，滑石9克，秦艽6克，防风3克，白鲜皮9克，苦参6克，管仲（一名贯众）9克，桑白皮9克，再按秉体及兼症，作适当加减治之。

2. **养肺阴解湿毒方** 生玉竹、知母、桑白皮、地骨皮、苦杏仁、地丁草各9克，生米仁、蒲公英各15克，生甘草3克，丹皮6克，活水芦根、白茅根各30克，看兼夹症适当加减。

凡治疥，先进第一方，清透解毒逐邪外出，后服第二方，养阴解湿毒善后，此法确有实效。

杨楚和治温热病及湿热病经验

治温热病虽以顾津液为主，但亦要兼顾阳气，勿可用寒凉药过度，使元阳受伤。治病方法，以补偏救弊，毋太过毋不及，当适可而止。温热病舌绛理宜用凉血清热药，若遇胸闷烦躁，为防热痰结胸，须进菖蒲、竹茹、山栀、瓜蒌、苦杏仁开胸膈豁痰热药。药后舌绛转淡，舌苔反能铺出，或黄或白，见症用药，收效很快。

治湿热症，要察中气强弱，湿重热重。凡面容有神，舌苔黄糙或白糙，声音响亮，热势重，应从阳明经论治，有热可进苍术白虎汤，合栀子、豆豉、黄芩、黄连，苦寒清热法。

若面色萎黄，神倦发热，肢痠胸闷不畅，舌色红润，苔滑腻，应从太阴脾脏论治，以藿香正气散加减，先进芳香化湿，湿化热亦能清。若舌苔转黄糙，是湿已从燥化，可进苦寒合辛凉清热药。如竹叶石膏汤，加黄芩、山栀、活水芦根、滑石等有效。治湿热症，要将湿邪、热邪分开，勿令合一为患，反之则难治。

杨医师对诊治胃病，也有独到经验。他尝说："胃病要分辨是气化病，还是器质病。治气化病，以宣通胸中大气为主；治器质病胃脘作痛，以滋养气液，维持生机。这种辨证施治的精神和方法，都是值得介绍和学习的。

徐莲塘老医用生化汤经验

徐君治产后病，以生化汤出入加减，颇见效验。我曾经问他："王孟英对生化汤极力攻击，君用之有效何也?"他说："王氏以温热立场，对药性辛温香窜，皆加批评，今一般产妇多留瘀为患，用化瘀生新，甚为恰当，读书既要信服，又要怀疑，以辨证论治，对症用药可也。"

长春按：生化汤方，见于《景岳全书·妇人规》。此方，用全当归 15 克，川芎 6 克，炙甘草 1.5 克，炮姜炭 0.9 克，桃仁 10 粒。治新产恶露不行，血块腹痛，并治产后洗浴，风寒内袭子宫，以少腹作痛，阴道流血，点滴不止，脉迟，舌色淡红，苔薄，无发热，为适应证。查谢利恒《中国医学大辞典》说此方出傅青主《生化编》，考《景岳全书》云此方出会稽钱氏。从年代论，当以景岳为是。《景岳全书》一方有熟地，一方无熟地，并附加减法。熟地虽能补血，但粘滞呆胃，对流通血液，去瘀生新效果差，我每以生化汤加参三七粉 3 克、荆芥炭 1.5 克，增加祛瘀生新逐子宫风寒之功，并以不去甘草为是。

郑慎安老医治妇女乳病经验

郑君尝对我说："诊断妇女身体健康与衰弱，主要问其乳房胖瘪。若乳房发育胖大，病虽重可治；若乳房瘪小，臀部肌肉削落，是发育不全，其月经必不调，容易成经闭劳损，结婚生子、小孩亦多病难育。”

长春按：此说极有理致，得自《坤元是保》。“妇人有疾，两乳不嫌其大，月水不嫌其多，乃生机也。”（见《冷庐医话》卷四）郑君推理应用，所以精切。

郑君又云：妇人哺乳，乳汁缺少，其治法有二。若因肝胃二经有郁火或乳腺不通，当以穿山甲、王不留行子、蒲公英等疏通乳腺；若因气血不足，胃纳不强，生化来源不足，以滋养为主，用糯米黄芪粥，或吃猪蹄养其血液为培本，或用羊乳参（一名山海螺），能增加乳汁。郑君又说：诊治考年病，要查问脾胃强弱、饮食多寡、性情缓急，以及大便之燥结与溏薄，睡眠的安谧或多梦、失眠，从整体上查出虚与实，而进行治疗，得效较易。

沈汀舫用张景岳新方治病经验

沈医说：景岳新方治虚体久病或新病邪少虚多，每有特效。

譬如肾虚气不归纳之喘逆证，非苏子降气汤、旋覆代赭汤所能治，必用贞元饮（熟地，当归，甘草）收摄肾气，定喘救脱，方能有效。

又曰：虚体大便秘，不能投硝黄攻下，景岳济川煎[当归，淮牛膝（今写做“怀牛膝”——编辑注），肉苁蓉，泽泻，升麻，枳壳] 寓通于补，使清升浊降，腑气流通，病情好转，屡奏捷效。

又曰：诸虫上攻，胸腹作痛，可用景岳扫虫煎（青皮，乌药，槟榔，小茴香，乌梅，甘草，香榧子肉，吴茱萸，朱砂，雄黄）将前八味煎汁去渣，随入后二味，再煎三四沸搅匀，徐徐服之，杀虫止痛，有捷效。

又曰：少阴（肾水）不足，阳明（胃火）有余、烦热、干渴、头痛、牙疼、失血等症，玉女煎（生石膏，熟地，麦冬，知母，淮牛膝）滋阴清热降火极验。

又云：服蛮煎（生地，麦冬，白芍，石菖蒲，石斛，茯神，丹皮，陈皮，木通，知母）善入心肝二脏，行滞气，开郁结，通神明，养正除邪，对阴虚体烦躁失眠，以及脏躁症头晕健忘易怒，大有奇效。

又云：治气血俱虚久疟，何人饮（何首乌，人参，当归，陈皮，煨生姜）有捷效。

沈医师是旧慈溪县东乡洪塘上沈人，在家乡行医，治内科颇有声望，对《景岳全书》的研究，颇有心得，学习叶氏《临证指南医案》亦肯用功。他治病能以重剂轻剂，辨不同体质处方，每逢慈溪中医研究会开会，他必到会，喜发言，我向他请教景岳与天士学说比较，他讲景岳学识深奥，是从《易经》、《内经》化出，治病从整体入手，注意元阴元阳，以固本为主，凡治大病致虚脱，需扶正祛邪宜宗其法。

叶天士采各家特长，诊治扼要，轻灵巧妙，以养胃调肝入手，使胃气苏，肝风定，人即安和，是虚体久病调理善法，这两家治法，要按病症体质选用，所论极是。

钟纯泮老医治结胸症验案

宁波钟氏为三世医家。钟章元医师传子纯泮，因治愈重危险症而著名。其子一桂在沪行医，一棠在甬，并享盛誉。一棠医师将钟纯泮遗著治验八则见惠，内容精切，乃加增案语，发表于《浙江中医杂志》第七卷第十二号，现转录两则，以资观摩。

邬某某，男，二十八岁，农民，寒热倦怠，前医以解表法不效，继用润下又不下，病势趋重，远道前来求治。至则发病已六日，头痛项微强，热甚气促，不咳。按脘腹痞满而痛，寸脉浮而关脉沉，舌苔黄糙，此为伤寒大结胸症，以仲景之法当下之，拟大陷胸汤方：生大黄 18 克，元明粉 12 克，甘遂 9 克，粳米一撮。患者借宿邻近客栈，服第一汁药后约四小时，得畅泻积粪。傍晚其家属来前，容貌喜悦曰：是否继服二汁？余告以再服无害。越二日已能行走，嘱返家少事休养数日。

长春按：结胸症，医者多不敢用大陷胸汤等峻剂，此案妙在加一味粳米调剂硝黄甘遂峻性使其开痞止痛有捷效，保养胃气不受损害，虽仅加一味，却大有深意，其辨证用药的着眼点，从寸脉浮而关脉沉，舌苔黄糙，认定是伤寒大结胸症，可用下法。非熟读《伤寒论》，熟记经义者，临症无此胆识。

钟纯泮老医治消渴病验案

乌某某，男，四十九岁。初夏入山劳作，逾日返家后，感疲惫不适，时有寒热，但觉肌肉日渐消瘦，而饮食却有增无减，至壮体力甚乏，始求医，服药已三十余剂，且更医四人，或云湿热，或云虚损，今头昏目花，咽干，口燥，烦渴喜饮，食后即饥，形体瘦削，面颊泛赤，望诊知为消渴之症。随问小便之状，据云日夜溲多常盈盂，色清有泡沫，气如酒作酵，按脉洪实兼弦，舌色已光红有裂，拟甘寒苦寒大剂，滋阴清火法治之，嘱以荞麦代饮食。

处方：生熟地黄各 30 克，炙龟版、生石膏各 60 克，黄连、甘草各 3 克，黄芩 6 克，黄柏 9 克，知母 12 克，麦冬 18 克，服药五剂后，烦渴善饥均减轻。以山民不能久留医治，病非短期能愈，令回去以前方减少苦寒药之剂量，水蜜为丸，日服 18 克，配二料，经服药近三月，竟告痊愈。

长春按： 消渴症有属实属虚和上中下三消之分。西医所谓糖尿病，近乎中医下消，不能包括三消病。此消渴案，乃少阴不足，阳明有余，钟老医从望诊知病消渴，又从问诊溲多盈盂，色清，气如酒作酵味，而确诊为消渴，乃以苦寒清火，甘寒滋阴（三黄石膏清胃降火，大补阴加麦冬滋阴养液），是虚中夹实治法，同时嘱病者以荞麦代饮食，以此物去肠胃积滞。案后说明本病初起往往难明，若临床大意，易误诊为虚损，这为后学指点了迷津。

王赤南老医谈血症先清外感后治内伤

慈城已故老中医王赤南，论治失血大旨，认为《内经》论血溢血泄，六淫皆有，故纲目序失血症，独载运气六淫之邪。王海藏云：六气能使人失血，不独一火。张景岳认为，此语大发千古聋瞆。夫六气使人失血，此为外感之邪言也。然外感之来，未有不由于内伤者，如忧愁思虑则伤心，饮食劳倦则伤脾，持重远行则伤肝，形寒饮冷则伤肺，入房过度则伤肾，五脏有伤，而后外邪乘虚袭入。故凡治失血，必先审其为风，为寒，为暑，为湿，为燥，为火，先清外感，后理内伤，则邪易去而血易疗，若不先治标，而即救本，或见一切失血，专主一火，以芩、连、知、柏、山栀、生地、丹皮为治，或专用止血药皆非。

又云：每见治吐血者，不分因外感因内伤不同病因，非清肺养胃，即补肾凉肝，服之血止，以为药之效也。多方调理，不外滋阴，久之旋止旋发，增加咳嗽，痰涎，形体瘦削，皆因止血留瘀，再加病家误补，使外感之邪深陷，愈补愈虚，皆因初诊不注意留邪之害。其言深切著明，颇得治病求本之旨。王先生还有两句治疗血症的口诀“治吐血衄血，降其上热，温其下寒；治便血溺血，清其下热，理其中焦”，亦可作参考，但仍应以辨别失血的寒热虚实为主。

莫尚古老医治肝肾亏损体患痰饮用药法

杭州湖墅中医名家莫尚古，善治虚损，尝闻其治一肝肾亏损体患痰饮病（慢性气管炎），咳逆气促，畏寒，肢冷，脉迟，舌淡，服降气化痰药无效，莫老医生用开太阳摄少阴法，以小青龙汤为主，佐以滋阴潜阳纳气法，调理治愈。

其法大概用下列诸药出入治疗，蜜炙麻黄 1.5 克，桂枝 1.5～3 克，生白芍 6 克，炙甘草 3 克，仙半夏 6 克，干姜 1.5 克与五味子 1.5 克同打，或用戈制半夏 0.9 克，坎炁（脐带）4 条，蛤蚧尾一对研末吞，紫石英 12 克，钟乳石 12 克，淡苁蓉 9 克，枸杞子 9 克，款冬花 9 克，胡桃肉 4 枚，冬虫夏草 6 克，茯苓 9 克，根据病人不同体质，时令气候变化出入加减，莫不奏效，堪称独出心裁之治疗法。

开太阳是治表，用小青龙汤加减，摄少阴纳肾气，用坎炁、蛤蚧、冬虫夏草等，是长春在石门湾习业时看到病员服药见效记录之。

注：戈制半夏是苏州戈老二房制品，过去是销售各地，目前药铺不知备此药否？

颜伯卿老医用桃仁承气汤治胸痹咯血

先哲有言：“见痰休治痰，见血休治血。”盖谓医生治病，必须从病之根本着眼。

追忆昔年，上海胡庆余堂药店协理陈铨衡，慈城人，素患胸痹痛，在上海旧病复发，胸痛，吐血盈碗，请颜伯卿医生诊治，认为血结胸作痛，是因瘀血为患，当用攻下之药。方用醋炒大黄12克，桂枝3克，桃仁9克，炙甘草3克，芒硝9克。服药后大便下黑瘀粪盈桶，精神疲惫，从上海乘轮船返宁波，再乘火车返慈城，延长春出诊治疗。陈铨衡对我说，颜伯卿用药大胆，我说这是辨证明，对症用药，我给你善后调理，病根已除，胸痛可断根矣。陈铨衡两年后从上海伴其子来我处诊病，说他胸痛病未发，足见治病从根本治疗，对病人负责之可贵。

按：颜伯卿是广东省人，在宁波白水青松地方行医，颇有盛名，后迁上海行医，是学验俱丰的医家。

姚精深先生用桑皮益元散治暑瘵

尝读吴澄（师朗）《不居集》，论外感六淫留邪成损，别于内伤精血痨损，详为辨析，颇具卓识。惜医家对外损不注意，多混同内伤治疗。

长春因七岁父亡，家贫，邻友介绍我在石门湾镇天生堂药店学业，目睹该店逢二、五、八日期，有坐期开诊中医姚精深从练市镇乘船来此诊病。常用桑白皮、益元散等味治夏令暑瘵症，肌瘦，傍晚发热，自汗，神倦，喘逆咳嗽，纳呆便溏，极效。姚先生云：暑瘵病因肺气不足，暑热夹湿留邪成病，症若延久则难治。形似肺结核内伤症，实际是体虚受外感，药忌温燥滋补，苦寒甘粘。治此症宜用甘淡。桑白皮、滑石、益元散、通草、白茅根、大豆卷之类能达邪解表，而不伤液；能滋阴养肺开胃，无滋腻恋邪之虞。能知此意，对夏令内伤外感并病，思过半矣。

姚先生为谢耀堂老医门人，谢君与杭州湖墅中医莫尚古为同学友，故学有渊源，深精“无实实无虚虚”之奥义。

长春因父病被庸医误治，故有志学医，每逢姚先生来石门湾临症完毕向他问业，深得指导习医入门读书法，由浅入深，先读程钟龄《医学心悟》，李念莪（士材）《内经知要》，张隐庵等《本草三家注》；后读《医宗金鉴》等。长春初步医学知识，全靠姚先生指示之力，永感大德不忘。

考桑根白皮，《神农本草经》主治伤中，五劳六极，羸瘦，崩中绝脉，补虚益气；《名医别录》曰：去肺中水气，唾血热渴，水肿腹满胪胀利水道。益元散为刘河间《伤寒直格》方，其方解中暑伤寒，疫疠，饥饱劳损，忧愁思虑，惊恐悲怒，传染，并汗后遗热，劳复诸疾，兼解两感伤寒，百药酒食邪热毒，治五劳七伤，一切虚损。

李时珍曰：滑石利窍，不独小便也。上能利毛腠之窍，下能利精溺之窍，盖甘淡之味，先入于胃，渗走经络，游溢津气，上输于肺，下通膀胱，肺主皮毛，为水之上源，膀胱司津液，气化则能出，故滑石上能发表，下利水道，为荡热燥湿之剂，发表是荡上中之热，利水道是荡中下之热，发表是燥上中之湿，利水道是燥中下之湿，热散则三焦宁，而表里和，湿去则阑门通，而阴阳利。刘河间之用益元散，通治表里上下诸病，盖是此意，但未发表用意。

郑纯甫老医治病宗王孟英之法

郑老是旧慈溪县中医研究会副会长，学说渊博，经验丰富，治病用药以轻淡为主。外感治肺，内伤治肝，久病治胃。此三语是王孟英治病心得，郑老即宗此法。因风寒从皮毛入，温暑从鼻吸入，肺合皮毛，鼻为肺窍，故外感皆从肺经开达治之。内伤诸病，皆与肝经有关，治疗以开郁达滞为主，而肝病日久，补血之外，当滋肾水。

郑老还体会到，久病必须保持胃纳不败，益胃以增进食欲，或清胃火以养胃液，使津液生，谷食进，或平肝以减少刑克脾胃之病原，或化湿以去胃之壅滞。如果久病气液并伤，又须救胃败以防脱，若因久病服药胃困，亟宜停药，改用饮食疗法。

以上是郑先生根据王孟英的治病法则，进一步推广运用，值得介绍，值得学习。

按：郑老曾著“辨别病的吉凶法”，但已失传，深为可惜。

徐炳南医师治病一方到底不惑

医家治病，用药最难一方到底不惑，非诊断确实、洞明病理者所不能。宁波中医徐炳南，为范文甫老医师得意门人，住江东迎春坊开业，深得病家信仰。戊寅腊月，慈城中城学校校长应星耀师母，娠期患湿热病，产后呃逆不已，请徐医师来慈城诊治，处方旋覆代赭汤合橘皮竹茹汤，服后精神稍强，呃忒未止，电话告诉他病状，请其改方。回电嘱服原方。隔日续电再请求改方，仍嘱原方不变。连服四剂，呃止病痊。深佩其辨证明，用药当，抱定宗旨始终不惑。诚如俗谚言，明师出高徒也。惜乎早归道山，是宁波中医一大损失。

宋鞠舫治疗经验记述

宋老医师，是湖州著名老中医。一九五四年全省中医代表会议在杭州召开，我与宋老初会谈医，成为知己。一九五六年我与宋老同受卫生厅之聘，到省中医院供职，同住一室。见宋老手不释卷，每夜必写日记，编有医案未刊，我于一九六〇年为该案题跋，今宋老已过世，医案稿亦遗失，追记其学术经验如下。

治王守和案云："无形之邪，更借食滞有形之积为疟，故纠缠二便不解。"这两句案语，是经验之谈。尝读秦皇士《伤寒大白》，治伤寒注重在食滞。又舒驰远《伤寒集注》治伤寒方类多加消食化痰之品。明代袁体庵著《证治心使》，谓"寒症得食滞似水中之冰，热症夹食积，成炉中之炭"。这说明人患病时，积食被外感利用，表里同病，病势必剧，欲攘外必先安内，故治外感症无论寒证热证，凡有食积，必佐消食之品于解表方中，始能奏效。亦即预防传变之原理也。宋老医案，于此最有心得，凡有外感，必佐消化之品，足见平日对于秦、舒、袁三家学说研究有素，故能有此卓识。

治仲某案云："阳明食滞，亦见红绛舌，勿以为热入心包也。"此得力于陆九芝《世补斋医书·阳明病释》。

治王某案中云："呕吐锈色汁者死，此胃底水也。"以先哲经验，融会在案语中，仿叶天士《临证指南医案》、孟河《丁甘仁医案》之形式，以发挥医理，最为可贵。

并云："一般疾患，用药分量尤当取乎轻灵，若药过病所，反窒气机。"宋老此语得力在王孟英医案治何氏妇之心法，可为善取古人之长。

治韩姓妇温热伏邪，元伤邪闭气脱，脉沉细似绝，先进西洋参、吉林参鼓舞元气，续投炙甘草汤法，得小潮热汗出，胸现白瘖，胸中痞满之势亦宽。宋老自题按语曰：韩姓之病在医院时确已危笃，勉以二参振之，及次拟炙甘草汤之际，于桂枝极其踌躇。纯阴无阳，恐将回之阳复为所陷，振阳过剧，又恐阳随汗越，不料潮热一作，白瘖外达，不仅阴阳之气相互为用，而遗邪伏热，一举歼灭。中药扶正化邪之法，非杀病原菌之西药所能逆料，若病退而正气亦随之而竭，则安有用此祛病之药者哉。气化一道，虽显微之镜，爱克司之光，亦难窥其奥，予亦不料其得效若是之速。若欲诘予以大气下陷，阴阳两脱，此大气此阴阳究属人体之何物，而吉林参、西洋参之原质究含何种之成分？则我惟有对曰：此予得之《内经》与《大论》。长春认为本案治法，体现出养正则邪自除，案后的自记，阐发亦极深透。此类医案，对后人极有启示。

长春还目睹其治愈疑难重病数则，如用湖州特产人参鳖血丸治愈晚期肝硬化腹水。用紫雪丹、羚羊角片为君药，治愈脑震荡昏迷脉停重症。

宋老教授中医学徒，亦循循善诱，调省中医研究所工作后，对中医院学徒仍一视同仁，教授《内经》、《伤寒论》，努力完成任务。

长春对宋老学术品德，深为钦佩，略述所记如上。

卷三 诊断举要

望 诊

中医四诊，以望诊为首，临证时先要望神，其次察色。望神，在于看患者两目的神采。若病人目光炯炯有神，顾盼灵活，为元气未伤，病象虽重，可以治愈；若两目睛珠呆钝不灵活，其病虽轻，必多变证，或闭或脱，或成痉厥。若目睛呆钝，而内有伏痰，是虚中夹实；如果无痰，则是元气大亏之象，切须注意。至于察色，着重在面色。凡阳证热证，其面色多红赤，或黄而苍老；凡阴证寒证，其面色多黯黄或苍白。这是通常的察色法。但察色亦须从整体出发，仔细辨别真色假色，如面容红色，有阳明经实热证；有面红赤下肢冷的戴阳证；有两颊潮红，肌肤瘦削的虚劳证。所以不能将面赤都看作热证、实证。下面对面色部分作简要分析。

（一）望面色

面青主痛。故凡病人面色青黯，脉象迟涩，舌质淡红或淡白，苔白薄或白滑，而无发热现象者，多属肝气郁结，脾失健运，气机不畅，胸腹满痛之候。宜运行胸中大气，处桂枝去芍合枳术汤法。桂枝，炙甘草，生姜，红枣，枳实，白术。

若面色青黯，脉大，气促，自汗，便溏，无热度，此非外感，是久病脾肾大亏，升降功能失常的脱证，速进强心、纳气、敛汗救脱之品，宜用参附汤加龙骨牡蛎黑锡丹方（红参，熟附子，生龙骨，生牡蛎，黑锡丹）。

若女人面色青白，眼凹陷，是气郁血瘀，血液失于流通之象，宜详细诊察，防腹内有积块，宜用当归四逆加吴萸生姜汤治之（当归，桂枝，白芍，炙甘草，通草，吴茱萸，细辛，姜，枣）。

若小孩面色青白者，讲话迟，行步慢，人肥胖色白缺血色，易患泄泻与感冒，是秉受先天阳气不足，容易成慢惊风，宜服保元汤（党参，黄芪，炙甘草，肉桂片）温暖三焦，促进发育，培补肾气。

有常年素食者，营养单薄，面容白中带青，且有虚肿及气喘促者，主要是久吃蔬菜，多寒湿，日久发生肿胀，疗法宜温暖脾肾，平肝开胃，驱逐寒湿，消胀利尿，宜用真武汤加萆茇、地骷髅（熟附子，茯苓，白术，白芍，干姜，萆茇，地骷髅）。

若外感症面红娇嫩带白，似有微饮酒之状，其脉寸关洪大无伦，而尺脉虚迟，舌质红绛鲜泽有液无苔者，是下元空虚，浮阳上越之戴阳证，切勿误认是热盛实证。古人所说“大虚似实”即是此候。宜用别直参、附子合黑锡丹急救。

倘病人满面通红，而脉见洪数，舌呈深红，苔黄厚，口渴，便秘，为肠胃燥火炽盛之象，属阳明经腑实热证，治宜清热通下存阴。

以上两个面容红赤，病症虚实悬殊，诊察时应当慎思明辨，勿可马虎大意以防误事。

内伤病不怕清瘦，最忌两颧赤色。久病虚损色不华，若病至末期，反而面容姣艳，两颧鲜红，脉象滑疾，是真阴下竭，相火上炎之象。古人病名桃花疰，是痨瘵败症，宜养肺肾之阴，以退蒸热。古方有獭肝散，用真水獭肝研末，每次吞服6克，一日服两次。但水獭肝很难办到。

若形瘦之人，而见颧骨高突者，舌赤花剥，为肺阴虚，大多数患有肺痨吐血病史。若新病外感，必须详问病史，研究标病本症，对夹有虚劳兼症者，治疗方法，要深明外感内伤并病疗法。要解表不伤正，无妨虚劳体质，扶元不恋邪，古人于表散方中，酌加补药，滋养方中佐以解表化湿，就是深明虚体患实证，内伤外感并治道理。李东垣补中益气汤，后人所立的参苏饮，都是这个道理。

病之内伤外感，也可从面容察出。内伤病多萎黄无神、缺乏精彩，或黄瘦苍白，或青黯枯涩不扬，而外感症则多面赤或黄，或有油光，精神都比较充实。

（二）望眼鼻唇齿

患者眼眶周围有青紫色，常系郁怒所致，其病状必有胸腹饱胀，头眩目花，烦躁失眠，疗法以开郁调气、平肝和胃为主，方用越鞠加味（香附，川芎，苍术，六曲，焦山栀，加白芷、乌药）。

若患者眼睛高突，眼眶下有卧蚕状浮起，面容微浮，大都为哮喘气促病候。一般治法以三子、二陈为主，气喘剧者加黑锡丹。若服药气促不止，防有外感寒邪袭肺，宜用小青龙轻剂，滚开水泡汁吞黑锡丹。

服小青龙汤冲剂气喘有好转，可改用三子贞元饮（苏子，白芥子，莱菔子，炙甘草，当归，熟地，地骷髅）。治气促，纳气归根，化痰止咳定喘以善后。此方白芥子用量宜轻，因刺激性大，只能用3～5克。

若病者眼睛深陷，面容黄瘦失华，大多是中气不足，或久病泄泻，可从脾肾并治。用附子理中汤加吴茱萸、茯苓，温暖脾肾治之。并嘱病人注意少吃生冷坚硬不消化食物。

凡面容白，鼻梁青，每多腹痛或便泻虚寒证，治宜温暖脾肾，可用保元汤治之。

若小儿鼻梁青色者，必常患泄泻，容易啼哭，病名脾疳，治宜健脾消积，用四君子汤加干蟾皮、葛根治之。

唇为肌肉之本，脾之所属，故视唇之色泽，可以知脾脏疾病。

唇干焦者，为邪在肌肉，亦有因食积而见唇焦者，宜用升麻葛根汤（升麻，葛根，白芍，炙甘草）宣达之。

若口唇色紫黯，是脾气失调，气机不畅，其人平时性情怪僻，容易发怒，宜调气血和肝脾，以逍遥散加减（柴胡，白术，茯苓，炙甘草，当归，白芍，生姜，红枣，玫瑰，乌药，香附）治之。若用寒凉药清火，反致气郁不达，病势增加。

唇色淡白者，若症见体倦乏力，纳食稀少，胃脘隐痛，为中焦虚寒，宜用温暖脾胃以助消化，用归芪建中汤加甘松、天仙藤疏补并进。

唇色淡黄，症见胸腹胀满，为中运无力，湿热内停，凡脾脏伏有湿热，运化无力，宜用香砂平胃散治之。

唇紫红者，为血分有瘀热，及虫病积滞作痛，宜凉血解毒杀虫，可用五味解毒饮加味（银花，蒲公英，地丁草，野菊花，天葵子加天花粉、焦山栀、淡豆豉）治之。

唇内发出白糜点，并有呕逆、头痛、腹痛者，此乃虫积。用金铃子散同四逆散合剂加消积杀虫药（川楝子，延胡索，柴胡，枳实，白芍，生甘草加乌梅、雷丸）治之。

唇红赤，症见吐血，烦躁，便秘，是胃热。宜用泻心汤（生大黄，黄连，黄芩）清热和胃去瘀。

唇白无血色，面色萎黄贫血貌，吐涎沫，食量少，是胃虚运化无力，宜温胃暖中止吐，吴茱萸汤加姜半夏治之。

鼻孔干燥者，乃热在阳明肌肉之中，日久必将衄血也。若兼见咳逆气促者，宜用玄参白虎汤加芦根、茅根治之。

鼻孔干燥，黑如烟煤者，阳毒热深，必有神昏谵语，或见高热；治宜凉血解毒，宜用紫草地黄汤合五味解毒饮（紫草，丹皮，鲜生地，赤芍，银花，蒲公英，地丁草，野菊花，天葵子）治之。病重者宜用神犀丹 1 粒研灌。

小儿麻疹内陷不能透达，鼻孔扇张者，为热毒攻肺而成肺炎重症。必须先透达麻毒，待疹出则肺炎热毒可减，切忌早用凉遏。我在治疗实践中，用单方甜酒酿60克，隔汤炖温，口服，服后用被覆盖，待汗出，麻疹可以外达，其鼻孔扇张亦能瘥，再进辛凉清解之剂清解肺胃。处方看火毒而定，难以预拟。

若大人见鼻孔扇张，可分急症与缓症，急症多因痰热壅于肺经，宜清热化痰宣肺开窍，用麻杏石甘汤、苇茎汤加射干、马兜铃、竹沥治之。

若久病而见鼻孔扇张，面容苍白，肢冷，头汗，是肺肾两虚脱证，宜急进救脱之剂，用别直参、蛤蚧煎汁吞黑锡丹。

产妇见鼻孔黑色，是恶露上冲急症，需扶元神，去瘀血，古人有苏木、人参、附子急救方法，其药量以产妇所见症状而定，难以预拟。

鼻梁黑色而冷，是肾寒，青色者是肾亏气下陷，必有腰酸遗精，女子带下，子宫下垂等症。宜用温暖肾气，金匮肾气丸为此症主要治方。

叶天士讲温热病看舌外，亦须验齿。盖齿为肾之所余，龈为胃之所络，热邪能燥胃津，亦耗肾液，且二经之血，皆走其地，病深动血，结瓣于上，阳血色紫如干漆，阴血色黄如酱瓣，阳血清胃为主，阴血救肾为主，若证更逆者难治。倘上半截尚润，乃水不上承，火上炎也，急用清火救水，待枯处亦转润为安。若咬牙啮齿，热邪化风者，痉病也，但咬牙者，胃热悍气走其络也；若咬牙关急，而脉证皆虚惫者，胃无谷气，内风乘虚袭络，或水亏木旺，热极生风，此乃虚而反见实象。若齿垢如灰糕样者，胃中津气无权，湿浊用事，病危。初病齿缝流清血，痛者胃火冲激，病名牙宣。不痛者肝火内燔也。齿焦枯无垢者，病危。但焦有垢者，为肾热蒸胃浊，或微下之，或玉女煎（知母，生石膏，熟地，麦冬，淮牛膝）清胃救肾，随机应变。

（三）察舌质与舌苔

察舌原属望诊，今另立一项，比较清楚。察舌要区分舌质与舌苔，察舌质可以观察病人体质的强弱，内脏的虚实，所以内伤病以察舌质为主。舌苔或由饮食入胃谷气上泛而化生，或由风寒暑湿影响肠胃而生成。察舌质动态之灵活与呆木，可以知内脏生气是否充足，凡舌质呆木强硬，多系重症险症，或为邪热内陷，或为脑病中风。

一般正常人的舌质，应是红润。若舌质淡红，多为虚象；舌质淡白，是阳气不足的虚寒证；舌质深红是内热；舌质红绛，在外感是热入营分血分之象，在内伤病则为五脏受损、阴液涸竭的危候。

舌质光剥无苔，为肝肾阴液不足之征，倘一旦兼有新感而见浮白苔时，切忌妄用辛燥表散药，只宜以淡味轻宣肺气，待气机疏达，外感自解，白苔即退，然后再进清养扶本之剂以调理之。

舌淡苔白，固属虚寒，但亦有个别因痰热内闭呈胸闷烦躁等症，需用苦辛微寒之剂以透达之，待伏邪外出，舌质转红，苔则从白转为黄，或即退尽，其时胸闷见畅，烦躁亦定。若辨证不明，误作虚寒而用温热之品，则变症蜂起。

舌中有一条光滑无苔，四边有薄苔，是胃阴受伤，津液不足之征，忌用辛燥耗液药品，并须时时照顾胃液。

舌质淡红有裂纹，多是胃器质病，有外感病时须以滋养气液药为辅，防内伤外感同病加剧。若苔燥起刺，舌质中间花剥而起横纹，是食积化火。两种舌质裂纹，有虚实的区别。

舌苔黄厚满铺，一般多是热证，亦有中虚气滞，而见胸满气逆，食后腹胀，小便清白，大便溏薄，舌苔黄腻满铺，胖而不燥，是清气不升，浊气不降的虚寒证。凡遇此等舌症，用药切忌苦寒消导，当以轻可去实法，予芳香宣气化滞之品以拨醒脾胃，苔即渐化，然后再进甘温调养脾胃之品。

舌绛多为内热之征象。舌尖绛，是心火内炎；两边绛，系伏热；若上半白苔，下半纯绛，是心火燎原之证；急宜大剂以清营分之热，不必顾其白腻之苔。

舌质淡红，上见小红点，为脾胃虚弱而兼肝胆气郁。若舌质深红而上有小红点，则是阴虚血热而兼抑郁不疏之候。大凡红点越多，内心越烦。

舌边见青紫色，大多有宿伤积瘀，或腹中有癥瘕，若有新病，应注意宿瘀并发。

舌绛无津，虽以阴虚血热证居多，但亦间有因痰闭气机不调，津液不能上升所致。此时须问明胸脘宽或闷，头脑是清爽还是眩胀，二便通调还是闭塞，方可确定诊断。

舌绛赤起亮光，形似镜照面者，为镜面舌，多属危急病症。外感病见此，是属平素体质阴虚血热，新感邪热入于血分之象，须速进大剂清解凉血之药急救之。若系内伤噎膈，反胃，或肝硬化腹水等病，则是真气暴露，阴液涸竭的危险病症。

舌绛赤上有白糜苔（俗称饭花苔）为气液并伤，胃气内败外露的现象。若久病噤口不食，兼有呃逆，则是冲气上逆，肾气不能固守的暴脱危证。

舌质淡红胖大而苔白滑者，多为气虚元阳不足之患，但也有属于痰湿者。

舌质嫩红，边起轮齿者，为脾弱血虚之征，多见消化不良，胃脘疼痛和骨蒸潮热等。

黑苔有寒和热之别。苔灰黑而质淡红润泽不紫赤者，为虚寒之征；舌胖大的是脾寒；舌圆短的肾寒。若见苔焦黑起刺，而质深红干燥，缺乏津液者为热证；如症见渴饮壮热，是阳明燥热；消渴厥冷，心中疼热的，为厥阴病候。此外，还有脾阳虚而湿泛之候，亦有见黑色苔者，但其质不干燥。

舌质黯色或舌边见青紫色，大多为宿伤积瘀，或腹有癥瘕，若有新病，应防宿瘀并发。舌质黯色多为瘀结，舌青黯为肝脏瘀结寒证；边呈紫黯为瘀结热证；舌根边旁色青黯，则为瘀结下焦之象，多为癥瘕疝气之类疾病。

高年舌质淡白干燥而有裂纹，气喘急而无热者，为气液并伤的弱症；当急用温养气液之剂治之。

脾胃气机失调者，常可出现染色苔。如食橄榄后苔色黑，吃枇杷后苔色黄，食醋后苔色灰，临床见服药后出现各种色苔，须注意询问就诊前曾食过何物，以查明原因。

察舌苔之转变，可以辨病之吉凶。无论何症，若用药当，其舌苔多由白而黄，由黄而退，由退复生新薄白苔，此为顺象；无论何症，若用药不当，则由黄而白，由白而灰，由灰而黑，由活苔变为死苔，此逆象也。骤退骤无，不由渐退，此陷象也。

辨舌尤以察胃气为主要，有胃气则舌柔和，无胃气则舌板硬。如中风入脏，则舌难言；伤寒舌短，即为病危。因舌板硬，是无胃气也。若湿热暑热病症，见舌硬不语，下症居多；杂症舌强硬，胃气将绝也。从这几种病分析，舌见板硬，以不治症居多，舌见柔软，其病可治。

(四) 看手指指甲及手掌大肉

根据古今临床经验，观察患者的手指、指甲及手掌，亦可作为诊断内脏气血盛衰之一助。例如：

1. 手指呈鼓槌形，考虑是肺痨病体。
2. 指甲堆花，是肝脏病。
3. 指甲青黯色是血虚，或内脏虚寒。
4. 指甲有白色痕迹，患疳疾。
5. 指甲青黑色，内脏有瘀血。
6. 指甲色紫，为有瘀热。

以上主要从指甲之枯润，以察气血的虚实。

7. 看手掌大肉察病。诊察久病患者，要看手掌大肉，病人虽骨瘦如柴，其大指次指之后，有肉隆起者，病虽重可治，若他处肌肉尚丰，验其大指次指后无肉隆起而见平陷者，则病不可治。（此条录自赵晴初《存存斋医话》，赵则得之于周慎斋所云。）

（五）望诊约旨

1. 两颧高突，舌赤花剥，是肺阴虚，若遇外感风寒发热，宜驱邪外出为主，佐扶元养肺阴药，并忌食鱼腥煎炒食物，以免消耗肺阴。

2. 小孩面容瘦削，两耳叶肉薄明亮张开，舌质瘦狭小细长，是父母有病或体虚成胎，先天不足。或因母孕体弱有病，不足月早产，或缺乳喂养，皆有此状。凡有此面容的患孩，治疗时应注意勿用耗伤气液药。

3. 鼻梁赤色，是肺肾二经有热，阴分不足之虚体，亦有因好饮酒成酒糟鼻。但因酒毒者鼻红赤糙起沙粒之状，与肺肾热阴虚鼻赤有亮光者不同。其病因有虚实之别。

4. 眉毛浓而粗的人，秉体强，所患病大概以实证居多。

5. 面容青黯，舌质淡黯色，多是腹内有癥瘕结块之候，所病多是虚寒证，宜用辛散温通之法，忌用寒凉。

6. 眼眶黑色深陷，面容红润，妇女有此气色者，多患子宫内炎症，带下如注，肾阴亏损。

7. 面容白中带青，病人必有日久之郁气，心烦，多忧郁或郁怒。

8. 舌质淡，舌边紫黯色，腹内有瘀血块。

9. 舌歪质淡红，是血虚内风，其病状常患头晕眩，肢麻体痛，或有抽搐惊惕之象。治疗宜养阴息风柔剂，缓以图功，难见速效。

10. 舌质嫩红，有粗裂纹似刀割状，其病多为肝肾亏有虚热。

闻诊

闻诊，医书上叫做“辨声”，声虽发于肺，实源于丹田，与元气、中气有关。听其讲话声音高低，可知脏气的盛衰。凡中气足，肾气旺者，声音响亮。若肺肾之气不足，则声音低微。凡病人声音清朗如常者，形虽有病而气不伤，病初起即壅声浊者，是邪气干扰清道；病程不长而语声不续者，是中气本虚之候。常有呻吟声者，必有痛患；数欲言而不易发出，风也；多言者内有热，声如从室中言者，湿浊内滞；言而微，终日乃复言者，正气夺也。衣被不敛，言语善恶不避亲疏者，神明之乱也。出言懒怯，先重后轻者，内伤元气也。出言壮厉，先轻后重者，外感客邪也。攒眉呻吟者，头痛；噫气，以手抚心者，脘痛；转身作呻吟声，腰痛；行动作呻吟声，腰腿痛。此皆闻诊之大略。

然而，闻诊还不仅仅是辨别声音，一部分还包括鼻闻气味。凡外感温热病，必有秽浊之气，闻诊精者，可以嗅而知之。

凡入病家之室，五官皆宜并用。问闻可辨其口中有否秽气，有痰须辨其臭气之有无；床前尿壶，触鼻可分其寒热，痈疡脓血，审气即知其阴阳。余如鼾息、肠鸣、矢气之类，皆当耳闻鼻察。聆音辨气，虽非切脉，已知其病情寒热虚实的大概情况。这也是“神而明之，存乎其人”的一个方面。

在望闻二诊中，先哲经验，要着重注意“神”与“气”。傅稚之《闻波居医案》曰：“余诊外感症注重在神，内伤病注重在气。凡外感症而神清爽者，虽危可救；初起即神思愦愦，或神烦神困，病虽轻必致转重。内伤病气息调和，气舒而有韵，必无大碍；若气促急，气衰竭、气郁结者，须防变幻。此数十年临症阅历，亦望闻之奥妙也。”

长春认为傅氏此说确是阅历深切之言，我在临床实践中，尝见伤寒、温热病人，神志始终昏者，多不治，主要是神已伤。内伤病人呼吸急促，气逆不平者亦危。因精气神是人身三宝，不可伤，伤则内无所恃，病重而身危矣。

问诊

问诊是诊断的基础，《素问》曰：“必审问其所始病，与今之所方病，而后各切循其脉……”说明古代医家，以望、闻、问、切四诊，互相参考，审察病情，而尤以问为先务，《内经》又有“临病人，问所便”的论述，这是从另一角度说明病人自己反映的真切性。

问诊时，一般须有次序，如《景岳全书》中的“十问歌”：一问寒热二问汗，三问头身四问便，五问饮食六问胸，七聋八渴俱当辨，九问旧病十问因，再兼服药参机变。妇人尤必问经期，恶露有无产后验。”这是问法的要略。但这“十问”，主要适用于外感病患者。对于杂病，石芾南《医原》有所补充说：“先问患者平昔有无宿疾，有无喜怒忧思，饮食喜淡喜浓喜燥喜润，嗜茶嗜酒，大便为燥为溏。妇人问其月事先期后期，有无胀痛。再问其病初起何因，前见何症，后变何症。恶寒恶热孰轻孰重，口淡口苦，渴与不渴，喜热喜凉，思食不思食，食多食少，化速化迟，胸腹有无胀痛，二便通涩，大便为燥为溏，小便为清为浊。种种详问，问得其情，审其病因，方得治病求本之旨。”这都是古人问诊的心法。

现在问诊，一般先问其病起几日。日少为新病，实证居多；日多为久病，虚证居多。次问初起何症，后变何病。如初起恶寒发热头痛者，属外感，初起时胸腹疼痛及泻利者，属内伤；痢变疟为轻，泻变痢为重，先喘后胀病在肺，先胀后喘病在脾，先渴后呕为停水。再问胸中宽否，腹中有无痛处。如胸脘痞满不舒，为气滞、痰积或伤食；腹中无痛者，病不在内，多虚；腹中有痛，考虑食积瘀血，多实。在虚痛或实痛中，还要问明病的部位。如心口痛者，乃心包络痛也；若真心痛者，手足寒至节；胸膺痛者，肺气不调也；脘部痛者，胃气不和也；两胁痛者，肝胆病也；大腹痛为脾病，小腹痛为肝肾病。这都是问而知之的辨证法。最后问大小便如常否。小便短而黄赤或秘涩为热，清长为虚为寒，浊如米泔为湿热下流。大便秘结多实，久泻久痢多虚；大便黄赤为热，清白为寒，完谷不化为寒，然亦有热迫妄行，不及化谷者（其中的分辨，热迫不及化谷者，气必酸臭，小便必黄赤或短）。

这些问诊，都可在临症时应用，但应用时要有所侧重，凡与病有关的症状须详细询问，与病无关的可略去不问，不要生搬硬套。与此同时，问诊所得，又要和望诊、闻诊、切诊合参，从整个病体观察，综合分析，区分主次，最为切要。

此外，问诊时还要注意病人所说的是否据实反映，或有意无意地失真。绍兴赵晴初前辈曾指出："诊病虽须详问，又当色脉合参，不可徇病人之言，为其所惑。"我在临诊中遇到病人说假话者甚多，必须分辨清楚，向病人讲明，叫他从实说明。这一点在问诊中，也必须考虑进去。

切诊

切诊的主要内容是脉诊，它是古代劳动人民用以诊察疾病的一个重要方法。古代医籍自《内经》、《难经》、《伤寒杂病论》以下都有记述，王叔和编《脉经》，李时珍著《濒湖脉诀》，以后还有许多专门论脉著作流传于世。脉诊经过几千年来历代医家的不断研究和补充，从临证实践中积累了极其丰富的理论和经验。

长春从事中医工作达六十余年，研读许多脉学古籍，通过长期临证实践，认识到脉学亦和其它事物一样，必须用一分为二的观点，不应绝对化，因为脉象只是反映人体病理变化的一个标征。看问题要从各方面去看，不能只从单方面看。必须把脉诊和望、闻、问三诊结合起来，配合虚里穴之按诊，同时还必须充分认识脉诊的常规及其变化，注意各生理上特异的脉象和体质、工作、精神等方面来确定其为常脉或病脉，表证或里证，佳兆或危兆。

下文分五个部分叙述。

（一）脉象统类为浮、沉、迟、数、滑、涩

以上六类，包括表里，阴阳，寒热，虚实，风寒燥湿，脏腑气血。

浮为阳为表，沉为阴为里，迟为在脏、为虚、为寒，数为在腑、为热、为实，滑为血有余，涩为气血阻滞。

浮沉以举按轻重言，洪、芤、弦、虚、濡、长、散，皆轻按而得之类，故统于浮。短、细、实、伏、牢、革、代，皆重于手而得之类，故统于沉。

迟数以息至多少言，若微、弱、缓、结，皆迟之类，故统于迟，紧、促、动，皆数之类，故统于数。滑虽如数，涩虽似迟，而其理各别。因迟数以呼吸察其至数，滑、涩则以往来察其形状，且滑涩二脉，多主气血，故此二脉无所统，而与浮沉迟数平列为六纲。

1. 浮脉

（1）浮以候表，其象轻按即得，重按不见，动在肌肉之上。浮为风虚眩之候，阳脉浮为表热，阴脉浮为表虚，浮而有力是风热，浮而无力是血弱。

（2）浮而有力为洪，即是大脉。其象极大而数，按之满指，如群波之涌，来盛去衰，来大去长。洪为经络大热，气血燔灼之候，凡久咳咯血，不宜见此脉，形瘦

多气者大忌。凡病脉见洪，是病加重之象，洪为表里皆热，为大小便秘，为烦躁，为口燥咽干。

（3）浮而无力为芤，其象浮大而柔软，按之中央空两边实，指下成窟，诊察在浮举重按之间乃得之。芤为失血之候，为气有余，血不足，血不足以载气之征。火犯阳经，则血上溢而见吐衄，火侵阴络，则血下流，而见便血崩漏。

（4）浮而端直为弦，其象按之不移，举之应手端直，如新张弓弦之状。弦为血气收敛，为阳中伏阴，或经络间为寒所滞之候。弦紧数劲为太过，弦紧而细为不及，弦而软症轻，弦而硬症重，轻虚以滑者平，实滑如循长竿者病，劲急主痛，为疟、为疝、为饮、为冷痹、为劳倦、为拘急、为寒热、为血虚、为盗汗、为寒凝气结，弦兼数为劳疟，弦兼长则中有积滞，两手脉皆弦为胁急痛。

（5）浮而迟大为虚，其象迟软散大，按举少力，豁然空虚，不能自固。虚为气血俱虚之候，多为内脏不足之症。为伤暑，为虚损，为烦躁，为自汗，为小儿惊风。

（6）浮而迟细为濡，即软脉。其象虚软无力，应手细散，如棉絮之在水中，轻手相得，重手按之即随手而没。濡为气血两虚之候，亦主脾湿，为自汗，为痹，为下冷，为贫血少气。

（7）浮而迢亘为长，其象不大不小，迢迢自若，指下有余，过于本位。长为气血皆有余之候，按之如牵绳则病，为壮热，为癫痫，为阳毒内蕴，为三焦烦热，为阳明经热盛。

（8）浮而虚大为散，其象散而不聚，来去不明。散为气血耗散，脏腑真气消耗，主阳虚不敛，心气不足，多属危症。

2. 沉脉

（1）沉脉以候里，其象轻按不见，重按乃得。按之肌肉以下，着于筋骨之间。沉为阴逆阳虚之候，主水主寒，为停饮，为癖块，为胁胀，为厥逆，为洞泄。沉兼细少气，沉兼滑是宿食停滞，沉兼迟痼冷内寒，沉而伏主吐泻，沉兼数是内热，沉兼弦是心腹冷痛。

（2）沉而不及为短。其象尺寸短缩不满，不及本位，应手而回。短为气血不足之候，俱主不及之病，为三焦壅，为宿食不消，短脉兼浮为血涩，短脉兼沉多为痞块，短脉一般只见于尺寸，若见关部短，上不通寸，下不通尺，则是阴阳危绝之候。

（3）沉而微软为细。其象小于微而常在，细直而软，指下寻之，往来如蚕丝状。细为血虚，气虚不足以充之候，主诸虚劳损，为元气不足，内外俱冷，虚弱洞泄，房劳过度，或为湿浸腰肾，为积为痛，俱主在内在下之病。

（4）沉而弦长为实。其象举按不绝，迢亘而长，不疾不徐，动而有力。实为三焦气满之候，俱主有余之病，为呕为痛，为利，为气聚，为食积，为伏阳在内。

（5）沉极几无为伏。其象极重按之，直至透筋着骨，指下始觉隐隐然。伏为阴阳潜伏、关格闭塞之候；关前得之为阳伏，关后得之为阴伏。凡脉伏者不可发汗，主痛甚为积聚，为癥瘕，为吐泻，为水气，为食不消，为营卫气闭而厥逆。

（6）沉细而有力为牢。其象似沉似伏，实大而长，稍弦，按之动而不移，若牢固然。牢为沉寒里实，或劳伤瘘极之候。沉寒里实者，为疝瘕癥瘕；劳伤瘘极者，多近乎无胃气之危殆病症，是虚病反见实脉。此外，亦见于骨节疼痛之表证。

（7）沉失常度为革。其象沉伏实大，如按鼓皮一般。革为虚寒失血之候（其实即芤弦二脉相合之象。芤为虚，弦为寒，虚寒相搏，主男子亡血失精，女子半产漏下）；又为中风感湿之症。

（8）沉而更代为代。其象动而中止，良久方还，复动，前后歇止，均匀而有定数。代为脏气虚衰，气血不足之候，无病羸瘦见此，是为一脏衰竭之象，若因病气血骤损而致元气卒不相续，或因风因痛而致，则为病脉，妥善调治仍属无妨。

3. 迟脉

（1）迟脉以候脏，其象呼吸之间，脉仅三至，去来极慢。迟为阴盛阳衰之候，阳不胜阴，故脉来不及。主寒主虚。兼浮为表寒，阳不足，身必恶寒；兼沉为里寒，阳不足，常脏寒下利。

（2）迟而细软为微。其象极细而软，若有若无，按之如欲绝。微为久虚血衰之候，又主阴寒，或外感血热在里，脉道不利。亦有微细濡弱，不属于寒者，当以标本分别之。总之气血微，脉亦微，主虚弱。为虚汗，为泄泻，为少气，为崩漏不止。

（3）迟而无力为弱。其象极软而沉细，按之欲绝，轻取则无。弱脉为阳陷入阴，精气不足之候。亦筋骨间痼冷，为烘热，为泄精，为虚汗，为筋痿，为虚亏。弱而兼滑，为有胃气，弱而兼涩，多为久病。阳浮阴弱，则为血虚筋急而恶寒发热。

（4）迟而有力为缓。其象比浮而稍大，似迟而稍疾，一息四至，来往应指，纡缓徐徐。缓为气血向衰之候，若不沉不浮，从容和缓，无徐疾微弱之偏，则为神气充足脾胃正常之象。倘系病脉，则为风，为虚，为痹，为弱，为疼。在上为项强，在下为脚弱，兼浮为外感风邪，兼沉为血气虚弱。

（5）迟而时止为结。其象来时迟缓，时一止又复来。结脉为阴独盛而阳不能入之候。此为阴脉之极。为亡阳，为汗下，为疝瘕，为积聚，为老痰滞结，为气血凝结，为饮食留滞，为七情郁结。兼浮为寒邪滞结，兼沉为积气在内，虽多因气血凝滞所致，但应注意其因阴阳虚损病变而来，以免贻误病机。

4. 数脉

（1）数脉以候腑，其象一息六至，搏动疾速。数为阳热亢盛，阴液亏损，为有热的象征。数而浮，多为表热；数而沉，多为里热；数而有力为实热，数而无力为虚热。

（2）数而弦急为紧。其象来时劲急，按之长，左右弹指，举之如牵绳转索之状，但至数却不及六至，又名急脉。紧为寒风搏击，伏于营卫之候。主寒，主痛，内而腹，外而身，有痛多见紧象，亦有热痛者，但必兼实数。热为寒束，故急如此，但须有神气为妙。紧而兼浮，为外感，风寒身痛；紧而兼沉，为腹中有寒，或为风痫。

(3) 数而时止为促。其象来时数，时一止复又来，徐疾无一定之状。促为阳独盛而阴不能相和之候。怒气逆上，亦令脉促。此阳脉之极，为气痛，为郁闷，为毒疽，为瘀血发斑，为三焦郁火，为痰积咳嗽，为喘逆。

(4) 数见关中为动。其象数而独见于关，形圆如点，无头无尾，厥厥动摇，寻之有，举之无，不往不来，不离其处。动脉为痛，为惊，为泄利，为拘挛，为崩脱，为虚劳体痛，阳动汗出，阴动发热。

5. 滑脉

滑脉候气。其象往来流利，如珠走盘，应指显然。滑脉为血实气壅，血不胜气之候。主痰饮诸病，为血府血盛，上为吐逆，下为气结，滑而兼数，为热结。妇女经停无病，诸脉调，惟尺独滑，为有胎。

6. 涩脉

涩脉候血。其象虚细而迟，往来极难，或一止复来，三五不调。涩为气滞血瘀之候，主血少精伤之病，为无汗，或为血痹痛，妇女有孕，而见涩脉为胎病；无孕而见涩脉，为败血之症。

（二）脉有疑似须辨

浮为在表，沉为在里，数脉多热，迟脉多寒，弦紧为实，细微为虚，此为常理。然疑似之中，须当辨别真假，关系非轻，不可不察。

如浮虽属表，而阴虚血少中气亏损者，其脉可见浮而无力。是浮不可概作为表证。

沉虽属里，而外邪初感之深者，寒束经络脉不能达，则见沉紧。是沉不可概作为里。

数为热，但真热者未必数，而虚损症阴阳俱困，气血失调脏腑衰弱，虚甚者数愈甚。是数不可概作为热。

迟为寒，但外感病初痊，余热未清，脉多迟缓。是迟不可概作寒证看。

微细主虚，但痛极气闭，脉络壅滞不通，脉常伏匿微细。是微细未必皆为虚证。

由此推之，诸脉中皆有疑似，皆须详辨。

（三）舍脉从证和舍证从脉

徐灵胎曰：有宜从症者，有宜从脉者，必有一定之故，审之既真，则病情不能逃，若辨证不明，则不为症所误，必为脉所误矣。故宜从症者，虽脉极顺，而症危，亦断其必死。宜从脉者，虽症极险，而脉和，亦决其必生。如脱血之人，形如死状，危在顷刻，而六脉有根则不死。此宜从脉不从症也。如痰厥之人，六脉或促或绝，痰降则愈，此宜从症不从脉也。

阴虚咳嗽，饮食起居如常，而六脉细数，久则必死，此宜从脉不从症也。

噎膈反胃，脉如常人，久则胃绝，而脉骤变，百无一生，此又从症不从脉也。

总之，脉与症，分观之则吉凶两不可凭，合观之则某症忌某脉，某脉忌某症，其吉凶仍可定矣。

1. 舍脉从症

脉浮为表，治宜汗解，然亦有宜用下法。仲景曰：

脉浮而大心下反鞕（读坚音），有热属脏者攻之，不宜发汗。

脉沉为里，治宜攻下，然亦有宜从汗解。如少阴病始得之反发热，脉沉者，麻黄附子细辛汤汗之。

脉促为阳盛，当用葛根芩连汤清之，而脉促并见厥冷，则非灸百会穴以通其阳不可。此等促脉，非阳盛之候，应当舍脉以从证。

脉迟为寒，当用姜附温之，若阳明证脉迟不恶寒，身体濈然汗出，则用大承气汤。则迟非阴寒之候。

以上都是古书中“舍脉从症”的例子。

2. 舍症从脉

有表证，应发汗，是为常法。仲景曰：病发热头痛，脉反沉，身疼痛，当温之，宜四逆汤。

里证用下法，则属常规。如日晡发热，则属阳明，而脉则浮虚，则宜发汗，可用桂枝汤。

结胸症，当与陷胸汤下之，脉浮大者，不可下，当与桂枝人参汤温之。身体疼痛，当以桂枝麻黄汗之，然其中脉迟者不可汗，当与小建中汤和之。

以上都是古书上“舍症从脉”的例子。

（四）切脉以有神无神辨吉凶

李东垣曰：不病之脉，不求其神，神无不在，有病之脉，当求神之有无。脉法曰：脉中有力，即为有神。“有力”两字，最当细心体察。如实、紧、弦、牢，均系有力，均属病脉。应该领会“力”者，非弦硬之谓，是中和之谓也。要有力中不失和缓，柔软中不失有力，方是有神之脉。若其不及，即微弱脱绝之脉也；若其太过，则弦紧真脏之脉也。二者均属无神，皆危兆也。

（五）脉诊择介

1. 热病脉伏乃火邪内郁

外感热病，邪热内闭，有脉不起者。一手脉伏曰单伏，两手脉伏曰双伏。此非阳证见阴脉，乃火邪内郁，血分郁结，不得发越，阳极似阴之候，必得汗出才解。治法当以凉药透达为主，忌用辛温热药。

2. 脉极大而无力，须防阳气浮散于外

临证遇到脉极粗大，重按无力，面色苍白，头部有汗，往往是阳气浮散于外的虚证。此等证候，虽有外感，亦忌表散，须当急进纳气固本方药，以救暴脱。

3. 伏匿脉为邪闭之证

极微之脉，久久寻而探之，加力重按至骨则现坚实者，六部皆无脉，惟尺后则实数有力，为伏匿脉，不可认作虚寒，是实热邪闭之候。

4. 牢脉多主癥瘕肿瘤

牢脉浮按不见，沉按坚硬实应指大有力触指，牢脉主实证。凡见此脉，其腹多有癥瘕肿瘤或癌症。

牢脉与革脉不同，牢脉沉坚有根，革脉沉坚无根。

牢脉与伏脉不同，伏脉虽重按之亦不可见，必推筋着骨，乃见其形；而牢脉则实大弦长，重按便满指有力。

5. 革脉为大虚之脉，主亡血失精

张仲景《金匮要略》血痹虚劳病脉证并治篇曰：脉弦而大，弦则为减，大则为芤，减则为寒，芤则为虚，寒虚相搏，此名为革，妇人则半产漏下，男子则亡血

失精。

临证实践，革脉形状如按鼓皮，外虽硬而中空，即弦大浮虚，虽大而不洪，有力而不滑，凡见此脉，其面色多苍白，按其腹必软，行动则气促，是外浮内空，再生障碍性贫血常有此脉，极难治疗。

6. 久病倦怠无神而见缓脉，则是败症

《三指禅脉诀》说：缓脉为无病之脉，最佳，诸病见此，则无危险。但临证实践，常遇久病精神衰弱，胃纳日减，其脉虽见和缓，多数不救，因而深信《慎柔五书》查了吾之言。他说凡久病之人，脉大小洪细，沉浮弦滑，或寸浮尺滑，或尺浮寸滑，但有病脉，反属可治，如久病浮中沉俱见和缓，体倦者，决死。实践证明，确实可信。

7. 暴病发热脉虽弱须从外感论治

治病必须详察外感与内伤，暴病发热，脉虽弱，而治从外感；久病脉弱，热虽盛而治从内伤。同时兼察舌质与舌苔，外感发热，大都有苔或黄或白，内伤发热，舌光无苔居多，其舌质嫩红淡红绛赤，须分辨其血虚气虚血热，脉症合参，分辨益明。

8. 郁病脉象

郁病脉象，大多弦涩凝滞，其来必不能缓，其去必不肯迟，先有一种似数非数躁动之象，细体认之是无焰之火，是无韵之音，是往来不圆滑，此为郁脉。法当疏之。如火在下而以湿草盖之，则闷而不舒，必致烧干而自尽，惟疏之发之，才能使火气透，郁闷解。

9. 平人脉缓而迟者多寿，脉急而数者多夭

经曰：根于中者，命曰神机，神去则机息。盖气血者，人身之神也，脉急数者，气血易亏而神机易息，脉迟缓者气血和平而神机难损，故多寿。

按脉急数多夭，验之临证确然。凡青年男女患劳损而脉大急疾者，证多难治。虞抟所言急数者气血易亏，迟缓者气血和平，盖全在平日涵养功夫，多读名人传记，修养身心，如能做到外动内静，心平气和，则气血调和，五脏通畅，自然身体健康少病。

10. 寡妇处女常见两尺脉滑动滑疾

妊娠脉以滑动滑疾居多，但寡妇及逾龄未婚处女，其两尺脉滑动滑疾者亦有，此乃情欲不遂所致，《褚氏遗书》曾有论及，临证必须细辨，切勿误诊怀孕，故古人四诊，望闻问切，以察脉殿后，是脉有可凭不可凭的灵活性，应当通权达变。

11. 脉过旺与过弱，须细心详辨

老年人气血已衰，脉宜衰弱，过旺则病。若脉盛而不躁，行食如常，此秉受先天独厚，是长寿之征。若脉弦而躁疾，则为孤阳，有危险。青壮年脉宜充实，若脉弱则多病，青年气血旺盛之年，而见脉弱，是虚弱不足之象，若脉体小而和缓，寸关尺脉相等，此禀质清静有涵养，是无病之征，若脉细而劲急，则为凶兆。

12. 平脉与病脉亦须知常识变随人而定

肥盛之人，气盛于外而肌肉丰厚，其脉多洪而沉；瘦小之人，气结于中而肌肉浅薄，其脉多数而浮。

饮酒后脉必浮洪，远行初至，气血未宁，脉多

见疾。

13. 秉体不同，脉有六阳、六阴、反关及无脉之异

六阳脉是盛大有力之脉，不是坚硬脉。此秉体特征，是强健的老年人脉，而非病脉。

六阴脉是无病之人细微而静，脉来有序，与沉细沉微脉不同。凡遇此等脉象，必须从整体考虑，并于平时注意，若初诊遇着脉象盛大或细微，必须详细询问病人平日脉象有无特殊。

还有反关脉和终身两手无脉的病人，乃秉体异常之脉，临证亦宜细辨。

（六）脉诊以外的按诊——按虚里

《内经》曰："胃之大络名曰虚里。"考虚里穴，在心窝部横左的下方心尖搏动的部位，针灸书不载，亦不采用。清代医学家魏玉璜《续名医类案》附有按虚里穴诊察疾病的方法，王孟英集其医案注语，成《柳州医话》，指出按虚里穴，对确定病体的虚实，是很重要的。日本汉医丹波元简有按诊法专书《诊病奇侅》，强调按摸胸腹部（包括虚里）以补望闻问切四诊之不足，其内容大致都是从《内经》中化裁的。我在临症时，对内伤疾病亦以虚里穴的搏动情况分虚实，认为对诊断治疗有很大价值。凡男青年形体瘦弱，按虚里穴动跃剧烈，应手明显，范围广泛，是肝肾阴亏，有遗精病者居多；妇女见此为有低热带下，或兼肝胃气痛，其人多体瘦无力。不论男女，凡虚里动跃应手甚者，都是宗气外泄的虚象。又如发热病见虚里穴大动跃者，祛邪药中须以扶元为佐，忌用大剂发汗。

除按虚里穴外，还应注意到辨危症时诊足趺阳脉。张仲景《伤寒论》自序说："……按寸不及尺，握手不及足，人迎趺阳，三部不参，动数发息，不满五十。短期未知决诊，九候曾无仿佛，明堂阙庭，尽不见察，所谓管窥而已。夫欲视死别生，实为难关。"这一段序言，说明临症之时，必须从颈动脉的"人迎"至足动脉的"趺阳"及寸口脉的三部，都要仔细诊察，特别是重危疾患，更须如此。宁波范文甫先生治林某发热九日，口不能言，目不能视，体不能动，四肢俱冷，医皆认为阴寒证，范诊病人六脉皆无，按其腹，患者以两手护之，皱眉作苦楚状，再诊其两足趺阳脉，有力，乃决其腹中有燥矢，与大承气汤大剂投之，得燥矢五六枚。病渐愈。范先生尝说，他平日不详求于脉，此症两手已无脉，故于足部求之。

乃知古人详言脉，脉亦不可忽也，苟不求之于足，何以救此重危之病也。徐洄溪所谓"脉有可凭亦有不可凭"，范先生能取其可凭者作详细诊察，在无可凭者，采望闻问按以补诊寸口之不足，此是研求《内经》诊法的正确态度。

卷四 辨证论治

高血压辨证论治

高血压，顾名思义就是血压升高的疾病。祖国医学因受历史条件的限制，缺乏科学仪器设备，无法了解到动脉压的升高。

由于高血压的病因多与精神因素有关，故病人的精神状态和疾病变化进程的好坏、快慢有着极其重要的关系。如病人对疾病存在不必要的顾虑，紧张恐怖害怕，一辈子不能治愈。或担忧得“中风”重病等，不仅对疾病不利，相反起着促使病情发展和恶化的作用，而良好的精神状态（如有信心、乐观），则对病情的恢复起着积极作用。主观的能动性说的是自觉的活动和努力，是人之所以区别于物的特点，因此，我们要认真研究病情，采取正确的治疗措施，对症下药，对病人做细致的思想工作，充分发挥主观能动性，减少病人的思想顾虑，增强其与疾病作斗争的意志，就能提高疗效，缩短疗程，只有把医务人员的积极性和病人的积极性结合起来，才能达到最好的治疗效果。

本病临床所常见的有头痛头胀、眩晕、耳鸣、失眠、心悸、四肢麻木等症状，根据中医辨证，则属于

“肝风”、“肝阳”、“上盛下虚”、“肾水不足，肝火上冲”的证候。中医所谓的肝病范围很广，除一部分是指肝脏器官实质病变外，而肝风、肝阳、肝火等则是神经系统的一些证候群，是指证候的性质部位和动态，其中多由性情急躁或情绪激动为其主因。《内经》指出“肝者，将军之官，谋虑出焉”。将军和谋虑，就是指性情急躁和情绪激动的意思。后人根据《内经》这段内容和“诸风掉眩，皆属于肝”等，把它纳入肝病的范围之内。尽管这类术语应用到实践中去还是比较抽象的，但从古籍的部分肝病内容里，可以寻找到本病的部分治疗方法。分析高血压成病原因，就是阴阳失于平衡。所以治疗方法要协调人身阴阳水火的不平衡，使归于平为主。在临床辨证论治时，还需查明高血压是新病还是旧病，病人体质是虚是实，以及有何兼夹症，决定不同的治法和方剂来进行治疗。

(一)

高血压早期患者，体质较强的病因，多数为肝阳偏胜，胆火内炽，临床表现为目眩晕胀痛，耳鸣，口苦，烘热，头重足轻，手足麻木，大便秘结，脉来弦大有力，舌质深红或绛，治宜平肝泻火以黄芩泻火汤。药用黄芩9克，生白芍9克，生甘草3克，龙胆草3克，焦山栀9克，钩藤9克，淮牛膝15克。

治疗高血压的总原则，应从《内经》治病必求于本与治病必求其因二项入手。“求本”是辨明病人体质阴阳虚实。“求因”是探索为什么会产生这种病，查清其成病的原因和有无其它兼夹症，随症用药。总之要从整体着手，不能只顾降压。

黄芩泻火汤适用于高血压初起肝胆实火为患，黄芩、芍药、甘草、龙胆草、焦山栀泻火，钩藤平肝散风，淮牛膝降压。这方是新病实证治法。

（二）

一般肝阳上升的高血压症，表现为头痛眩晕，行走欲仆，烦躁失眠，性情急躁，脉象弦硬，舌红。治以降压调肝汤为主。方用谷精草、旱莲草各30克，夏枯草12克，野菊花、广地龙、钩藤各9克，决明子、淮牛膝、桑寄生各15克。

一般性高血压多因郁怒不乐，阳不秘藏，发生内风，攻冲成病。降压调肝汤，是从平靖肝风着手，使内脏阴阳协调。方中的谷精草、旱莲草、夏枯草息风降压，决明子、广地龙柔肝降压，野菊花散风降压，淮牛膝引药下行，以治头脑胀痛，桑寄生养血散风降压，钩藤平肝息风。诸药合用，以平靖内风，降低血压而归于平。

（三）

高血压日久体虚，肾亏肝阳上升，证见头目晕眩，头痛欲仆，四肢麻木，心悸夜不安眠，脉象弦细或滑大，舌红干燥，为下虚上实之证，治宜滋阴潜阳清上实下。方以杞菊地膝煎为主，药用枸杞子9克，白菊花9克，大熟地15克，淮牛膝9克，旱莲草、桑枝各30克，山茱萸、泽泻、决明子各9克。

杞菊地膝煎是纳气归根、上病治下的方法。枸杞子补肾填精，纳气强心，益肝明目；白菊花养肝散风，治头脑眩晕作痛；熟地补血固精；淮牛膝引头脑郁热下行；旱莲草滋益肾阴，凉脑明目；桑枝散风平肝以治肢麻；山茱萸补肝以息头风脑痛；泽泻滋阴泻火，治头眩耳鸣；决明子明目益肝，治头风热痛，全方以补虚培本为主。

(四)

慢性肾炎，病程久，内脏阴阳失调，症见血压升高，头晕痛，小便短少，体肿，口干，大便微溏，行动气促，脉象沉迟，或沉细，舌淡苔白，乃命门火衰，三焦气化失职，无排尿能力，必须通阳利尿，升清化浊，以利积水，以平血压，宜用瞿附通阳汤加味，药用瞿麦、熟附子各 9 克，淮山药（今写做“怀山药”——编辑注）、茯苓各 12 克，天花粉、车前子、路路通各 9 克，淮牛膝 24 克，椒目 3 克，生黄芪 15 克。

瞿附通阳汤系治慢性肾炎（水肿）的经验方，今增加淮牛膝的药量，以增强导下之力，使头脑积瘀身中积水下行，增加生黄芪以温补肾脏之气，升清化浊，调理内脏，三焦通调则血压平。

(五)

病人素体胃阳虚，中气不足，内蕴痰水，呕吐涎沫，使肝气厥逆上冲，头痛眩晕，四肢痠麻，脉弦或沉紧，舌质淡白。此肝胃气化失调，使血压不正常，时高时低，治宜温暖肝胃和中降逆，方用吴茱萸汤加味，药用：吴茱萸 3 克或 6 克，西党参 9 克，生姜 6 克，红枣 6 枚，姜半夏、淮牛膝、决明子各 9 克。

按：吴茱萸汤方出张仲景《伤寒》、《金匮》两书，治干呕吐涎沫，头痛症，今用治高血压胃阳不足，有水气及肝气上逆证。以萸、姜、参、枣四味温中平肝降逆，加姜半夏消痰厥头晕痛，淮牛膝引药下行，起降压之效，决明子治头风痛，此是虚寒体肝胃失调方。

（六）

凡病都有兼症及夹症，高血压兼痰火，头眩胀痛，喘咳气急，咳痰黄白厚粘，眼睛高突，脉象滑大，舌红苔黄白厚粘。疗法宜清降痰火为主，用雪羹汤加味，使肺气清肃，血压自然平靖。药用：陈海蜇（洗净）60克，鲜荸荠（洗去泥）7只，海藻、昆布、决明子各9克，黛蛤散12克，桑枝30克，桑白皮、马兜铃各9克，黄芩6克。

按：雪羹汤由海蜇、荸荠二味组成，见清代王晋三《古方选注》，治痰火咳逆，兼能平肝柔坚，今借治高血压血管硬化夹痰火证，佐海藻、昆布咸以软坚，黛蛤散是煅蛤壳与青黛合剂，消痰火治喘逆，决明子、桑枝平肝息风，桑白皮、黄芩、马兜铃清肺降压，善化痰火，以平咳喘，肺主一身之气，肺气清肃下降，痰火自消，血压自然下降。

从流行性感冒谈到外损似痨

感冒俗称伤风，本是轻浅的病症，但要看病人平日身体的好坏，若内无损伤，轻微小恙，当然没有关系，倘若平日身体本来就不健康，有许多亏损，病根内伏，乃就成为标本同病，里应外合的重症了。有许多危险重病大症，起初都是伤风感冒引起，故清代名医徐灵胎有伤风难治之论，俗谚有“伤风不醒变成痨”之说，先哲喻嘉言与王孟英医案，都有伤风脱证的记载。

我国古代名医有“善治者治皮毛”的说法，这是说初起的时候就把病邪消灭，不使病菌繁殖，侵及内脏，很快就会痊愈。倘若延久不治，人体的抵抗力受到了挫伤，那么许许多多的大毛病就来了。诸如咳嗽、潮热、盗汗延久不愈，治疗那就感棘手。单用滋补疗法，不求病因，不但不能使身体恢复健康，相反的抱薪救火，助长了病邪。吴澄《不居集》所云“不虚而做成虚，不损而做成损”，盖缘内外不分，真假莫辨所致，就是说因感冒初期失治，或治无目标，反而酿成重病。

【病名】

流行性感冒这个病，在我国很早就有。《内经》和《伤寒论》里，都有相类似的记述。感冒的病名，北宋杨仁斋《直指方》和《圣济总录》小儿科咳嗽条下已有记载，元代孙允贤《医方集成》中指出感冒本与伤寒治症一同，但有轻重之分耳。明代戴原礼《证治要诀》云感冒的病，本有风寒二证。感冒病名见于我国医籍已很久，且多用伤风、重伤风等名称，《景岳全书》及《证治准绳》都以伤风立论，有详细的介绍。

不过当时限于历史条件，没有把感冒、流行性感冒和其它传染性热病分得清清楚楚。

国外大约于1890年世界本病大流行后，医籍中始有流行性感冒之称。

【病原】

本病之病原体，为滤过性病毒，是一种常见的传染病。发病时，常在一地流行，传染甚速，多为直接由人传人，又因病毒可浮游于空气中，故患者咳嗽、喷嚏、谈话之际，病毒随其上呼吸道分泌物飞沫而致传染，即其病室的空气亦可为传染的媒介。

【症状】

流行性感冒是一种急性传染病，初起时患者自觉与普通伤风相似，头痛身热，恶风恶寒，鼻塞喷嚏兼流清涕，但从临床上的症状表现来看，却厉害得多，身体疼痛酸楚，声重声哑，痰壅气喘，咳嗽咽干，或气管有炎症，扁桃腺有胀的感觉，喉部胸脘之间闭塞。何梦瑶《医碥》谓肺气不得外泄，故上壅而嚏。嚏是一种反射作用，因鼻粘膜发炎，则对于刺激的感觉过敏，故多嚏，凡感冒初起者，莫不有之，蒸成涕液壅塞鼻中，故声出重浊，肺气郁而成热，故肺燥而咳。

总之流感除与一般感冒相仿外，另有三个特点：①流行很快；②起病骤然；③热度高，头痛，四肢痛，甚则有急性衰竭现象，而且恢复期较长，病后尚感头晕倦怠，一身疲软。

流行性感冒可涉及人体多个系统。

（1）呼吸系统所见，除鼻腔咽喉支气管之炎症外，尚有鼻腔之潴脓，其结果为眼眶上下部分感压重疼痛，又有咽喉经耳咽管而成浆液性或化脓性之中耳炎及脑膜炎者，此等炎症，更进而波及气管及支气管发生剧嗽性咳嗽，并吐出多量血痰，当咳嗽急剧时痰中屡混血丝或血斑。刘默《证治百问》所谓重冒风寒而咳伤肺络痰红痨咳是也。迁延至三四个月，更有并发肺炎者，体温降至38度，或全无热患者，因觉轻快而起床，一时体温复急升至39度，脉搏亦很频数达百十或百廿，至咳嗽频发且伴胸痛，喉痛痰多粘液内杂鲜血，呈粘稠淡红色至鲜红色，试施行痰之检查，常发现有双球菌、链球菌等。刘默《证治百问》所谓湿热内伤，当风露坐，复感风邪而成痨瘵，以致痰嗽咳血音哑喉痹者是也，即吴澄《不居集》所谓"外损"，古谚所谓"伤风不醒变成痨"，都是这种炎症之转变重症者也。

（2）神经系统除有头痛者外，其剧烈者屡呈昏矇谵语之状，有脑膜炎、脑实质炎、末梢神经炎、精神病续发之种种病变。流行性感冒并发脑膜炎，或系化脓性中耳炎或鼻腔及副鼻腔之化脓炎续发，或于定型经过中并发，即成古人所谓真头痛及强直、谵妄等。《医方集成》之所谓面色黯惨、项背拘急，亦或头痛发热者，属之流行性感冒脑实质炎，多突发痉挛而失神，状如卒中。

（3）消化系统所见症状有恶闻香臭、食欲不振、上腹部有压重感之胃部疼痛等，大便每见二三次之溏泄，亦有秘结者，在小儿者尤多呈呕吐症，重者更起胃肠粘膜之溃疡，因此排泄粘液便、脘腹胀闷疼痛等亦为可见之症。

（4）循环系统因患流感而累及者，往往引起咯血，复有强度之眩晕、失神、心绞痛发作心脏部剧痛等症。《证治汇补》所谓心烦潮热，《证治百问》所谓心相二火炽然热甚者，皆指此而言也。

暴发型流行性感冒，为此症最重笃者，发病即有强度之恶寒，体温即腾至四十度前后，脉搏频数小弱，呼吸窘迫，精神微，形混浊，有失禁症，眼睑喉头亦同时充血，曾阅一昼夜或二昼夜，有竟至不起者，如早期即得适当之治疗与调摄，或体质素佳者，亦能耐此急变而归于全治。

【诊断】

当恶寒发热，继起鼻腔、咽、头及结膜之炎症者，即可疑诊为本病，而于有本病之流行时，尤属确切，惟诊得重病感冒及暴发型时，当特别留意。

中医的诊断，以详察病者体质与元气为要着，次则分析病症表里寒热，为诊断的要诀。

(1) 平体感冒表寒证：凡头痛身热，恶寒怕风，无汗，咳嗽，鼻涕，脉浮，舌苔薄白，此为表寒证。

(2) 平体感冒里热证：凡汗出恶寒已罢，高热不退，口渴便秘，咳嗽气逆，脉象沉滑，舌苔黄厚，此必内有夹食积。

(3) 燥体血热感冒证：凡平素燥体血热之质，患流行性感冒，服疏散剂后，舌质红嫩或红绛，苔见黄燥，咳嗽气逆，或见鼻衄，口渴，此是燥体血热感冒证。

(4) 湿体血热感冒证：凡平素湿体气虚，感冒后邪从湿化，咳嗽气喘，舌淡苔白滑，肢冷微汗，脉象迟软，或濡数，但有肺气虚、中气虚、元气虚之不同，其变化关系肺、脾、肾三脏及有无脱证之危险。

(5) 阴虚内伤体感冒证：凡平素有肺结核病史，患骨蒸内热者，或阴虚液涸，相火妄动，男子患遗精、女子崩漏白带及有阴道炎症，若因流行感冒，容易因外感引起内伤，成并发症，舌见红绛，或似镜面，干燥起刺，脉见细数，肌瘦体热，气促咳逆，痰中见血，皆因病者先有内伤，后受外感。若医者开手辨明体质，用顾本养液却邪的方法，或能避免里应外合，故治阴虚体感冒治法不善易成危症。

(6) 阳虚内伤体感冒证：凡平素元阳亏耗，有内伤症，病者下虚上实，痰喘气促，行动时气短不足以息，面亮油光，体温反低，肢冷畏寒，眩晕多汗，大便常有溏薄，若患流行性感冒，脉见沉迟，或见浮大，舌淡苔滑，切忌发散汗剂，防成亡阳脱证。故先哲喻嘉言、王孟英二先生医案详述伤风脱证病状，告诉后人，治此症必须审慎。现代所谓暴发型流行性感冒，死亡甚速，亦是此等暴脱证，莫为伤风感冒轻病，单用表散的成药汗之。

(7) 流行性感冒逆证有二：凡患流感症见有面赤，气促，头汗，脉浮大，防汗喘亡阳暴脱。若见干咳，脉象细数，舌苔光绛，或失血音嘶成痨，前症其死较速，后症亦难治愈。二症皆有生命危险，医者诊断失察，皆易误事，故不惜重复言之。

诊断中最要者，不在病势之轻重，而视元气之存亡。元气不伤，虽病甚不死；元气或伤，虽病轻亦死。有因病而伤元气者，此不可不预防于先，亦有因误治而伤及元气者，亦有元气虽伤未甚，尚可保全者，全在临诊时于四诊中细心详审，或能预防变脱，此乃抢救生命之要诀，必须平日研究古人医案，胸中有数，以免临症慌张，发生事故，慎之慎之。

（8）阴虚火升壅肺鼻塞形似伤风辨：又有似伤风非伤风症，必须详辨。有阴虚体质，虚火上升，壅肺鼻塞之症，其形似伤风感冒，大忌用发散药。先哲缪仲淳论之甚详，谓伤风之证面色宜黯，发热昼夜无间，若面色反赤而明，发热夜剧，而鼻孔塞者，是因虚而火上升壅肺之鼻塞也。

【治法】

感冒虽为小恙，调治不善，能变大患，经谓“伤于风者，上先受之”。盖呼吸道传染疾病必先干肺，肺为娇脏，用药最难，太寒则风气凝而不出，太热则火烁肺而动血，太润则生痰饮，太燥则耗津液，太泄则汗出而阳虚，太涩则气闭而邪结。

若病者内有郁热，复受外感，恶风身热头痛，脉浮，风主疏泄，或兼自汗，必须辨明体质，对症投药。

热体解表，主以辛凉桑菊饮，或因热势重，主以银翘散，清热解表。

寒体解表，主以辛温杏苏散。若夹痰饮哮喘并发，轻者桂枝加朴杏汤。重者用减少分量的小青龙汤。用滚开水泡冲后饮，取其气不取其味，发散而不大汗，其意极善，疗效甚佳。

平体感冒以疏风止嗽汤。轻扬解肌，则肺邪从汗泄矣。

或平体感冒夹食积，重葱豉而加枳实栀子连翘，若大便秘结加陆氏润字丸，或有鲜莱菔之时用鲜莱菔汁（鲜莱菔之性辛能解表，凉能清热消食）。

或其人燥体感冒，肺胃蕴热，鼻流浊涕，咳吐稠痰，脉数，舌苔黄，宜清肺胃痰热，轻者刘氏桔梗汤，重者麻杏石甘汤，若痰中见血以千金苇茎汤或用清燥救肺汤。

若湿体气虚而患感冒，用人参败毒散之轻剂，滚开水泡汁饮之。或用补中益气合二陈汤，升脾胃之气，解表化湿，或用桂枝二陈汤，解表和中化湿，或用香砂理中汤，温脾益气，解表化湿。

若阴虚内伤体感冒，用清燥养营汤，滋阴润燥，或用俞氏所订潜龙汤加减化裁，滋阴潜阳，以止遗精崩带，而熄相火。

若阳虚内伤感冒，用桂枝加附子汤，回阳扶阴解表。病重欲脱，用附子理中汤，加黑锡丹，回阳温中定喘，止汗。若上见喘汗，下见泻利，肢冷脉沉，急进陶节庵回阳急救汤温补元阳，与复脉强心之法并进。

【药方】

（1）桑菊饮：桑叶，白菊，苦杏仁，连翘，薄荷，桔梗，生甘草，活水芦根去节。

（2）银翘散：银花，连翘，桔梗，薄荷，淡竹叶，生甘草，荆芥，淡豆豉，牛蒡子。右药杵为散，每服18克，用活水芦根汤煎，香气大出即取服。勿过煮，肺药取轻清，过煮则味厚而入中焦矣。病重者约二时一服，日三服夜一服，轻者三时一服，日二服夜一服，病不解再作服。

（3）杏苏散：苦杏仁，苏叶，半夏，茯苓，甘草，前胡，桔梗，枳壳，生姜，橘皮，红枣。

(4) 桂枝加朴杏汤：桂枝，白芍，炙甘草，生姜，红枣，厚朴，苦杏仁。

(5) 小青龙汤：麻黄 0.9 克，桂枝 0.9 克，白芍 3 克，炙甘草 3 克，干姜 0.9 克，五味子 0.9 克，北细辛 0.6 克，制半夏 3 克。用滚开水泡汁饮，为取其气不取其味的轻剂。

(6) 疏风止嗽汤：荆芥，薄荷，苦杏仁，橘红，百部，甘草，白前，紫菀。

按此方系何廉臣先生所制，根据程钟龄止嗽散去桔梗陈皮，加薄荷杏仁橘红。

(7) 葱豉枳栀连翘汤：葱白，淡豆豉，枳实，焦山栀，连翘。

(8) 陆氏润字丸：生大黄、制半夏、前胡、山楂肉、天花粉、白术、陈皮、枳实、槟榔各等分，晒干研末，生姜汁打神曲糊做丸，如梧桐子大。

(9) 刘氏桔梗汤：桔梗，焦山栀，连翘，黄芩，生甘草，薄荷，鲜淡竹叶。

(10) 麻杏石甘汤：生麻黄，苦杏仁，生石膏，生甘草。

(11) 千金苇茎汤：活水苇茎（目前照习惯用芦根），冬瓜仁，生薏苡仁，桃仁。

(12) 人参败毒散：西党参，茯苓，甘草，前胡，川芎，羌活，独活，桔梗，柴胡，枳壳。上药各等分，研细末每服 6 克，水一盏，生姜、薄荷少许同煎，去渣，温服取汗。

(13) 补中益气汤合二陈汤：生黄芪，西党参，苍术，甘草，升麻，柴胡，陈皮，当归，生姜，红枣，制半夏，茯苓。

(14) 桂枝二陈汤：桂枝，白芍，炙甘草，生姜，红枣，陈皮，制半夏，茯苓。

(15) 香砂理中汤：广木香，砂仁，西党参，生冬术，干姜，甘草。

(16) 清燥养营汤：鲜生地，知母，当归，陈皮，生白芍，天花粉，生甘草、梨汁（冲）两盅。

(17) 潜龙汤：青龙齿，珍珠母，生白芍，大生地，生牡蛎，磁朱丸，白薇，大熟地。

(18) 桂枝附子汤：桂枝，白芍，炙甘草，生姜，红枣，熟附子。

(19) 附子理中汤：熟附子，西党参，白术，干姜，炙甘草。

(20) 局方黑锡丹：金铃子（一名川楝子），胡芦巴，广木香，熟厚附子，肉果，补骨脂，沉香，大茴香，阳起石，肉桂，黑锡，硫黄。

(21) 陶节庵回阳急救汤：熟厚附子，肉桂，别直参，原麦冬，干姜，制半夏，白术，五味子，陈皮，麝香。

附：验案

(1) 劳倦感冒汗脱验案（1953.11.5 初诊）

倪姓男，59岁，职工。

症状：恶寒，发热，有汗，热不解，咳嗽。

诊断：体温38.5度，脉象弦滑，舌红苔薄润有液，职司慈城合记酒坊栈司兼经理，因疲劳过度而患感冒。证系邪少虚多，虽有热度，实非实证，今发热恶寒而有汗，照《伤寒论》太阳病桂枝汤治例，有汗必须佐以扶元，今处方从劳倦感冒病例，用参苏饮法扶元达表。

西党参 9 克，炙甘草 3 克，苏叶 3 克，防风 3 克，前胡 3 克，苦桔梗 3 克，茯苓 9 克，川芎 1.5 克，竹茹 9 克，橘红 3 克。

复诊（1953.11.6）：昨日服药后，遍体汗出极多，恶寒罢，发热退尽，解大便一次，咳嗽有痰，精神疲倦，头眩晕，体温 35 度，脉象迟软细弱，舌色深红苔退。劳倦之体，而患感冒，昨投参苏饮扶元达表法，不料汗出过多，今眩晕神倦，不克主持，脉象无力，体温低，露出邪少虚多汗脱之状，即先哲所云感冒亦有脱证之谓也。今用强心复脉敛汗。

炙甘草 9 克，西党参 9 克，炮姜炭 3 克，大生地 15 克，酸枣仁 9 克，桂枝尖 1.5 克，带心麦冬 9 克，红枣 4 枚，龙骨 9 克，牡蛎 9 克，局方黑锡丹（研细吞）3 克。

三诊（1953.11.7）：服强心敛汗复脉法，自汗收敛，头晕亦瘥，精神稍振，口润不渴，体温 35.5 度，脉象软缓，舌色淡红润泽，病势有转机之象，用温补强壮剂，复其元神。

生黄芪 12 克，西党参、白术、茯苓各 9 克，炙甘草、厚附子、五味子各 3 克，陈萸肉、麦冬各 9 克，桂枝尖 1.5 克，局方黑锡丹（研末吞）3 克。

四诊（1953.11.17）：连进温补强壮剂，晕止汗敛，精神渐振，胃纳转佳，自述平素天寒有痰，体温略升至36.3度，脉迟软缓，舌色淡红润泽无苔，元神渐复，病势好转，仍进温补，恢复劳倦。

生黄芪12克，西党参、冬术、茯苓各9克，炙甘草、厚附子各3克，大熟地15克，肉桂（研吞）1.5克，补骨脂、杜仲、甘杞子、制半夏各9克。此方服五剂。

说明：此症虽经治愈，详细研究，初诊处方用参苏饮，有疏忽处。照伤寒规律，太阳有汗恶寒发热，应用桂枝汤，劳倦虚体，可合黄芪附子配合的芪附汤，若开手即用桂枝合芪附汤，不会大汗成脱证，这是因为初诊估计不足，认为感冒小病不需用《伤寒论》大方，只用参苏饮，按照一般来说，用扶元解表，尚合治例，对于劳倦虚体有汗，参苏饮究竟是发散之剂，补少表多，故而服后汗脱，后来虽用强心敛汗复脉法，急起直追，但已是亡羊补牢弥补之法。故录此以志吾的忽略。中医治病的宝贵经验，注重整体，虚实寒热表里阴阳气血燥湿闭脱为主，注重病症，不注重病名，注重按证用药，不注重特效药，注重按君臣佐使配伍的方药作用，不在单味药成分的药理作用，此为中西医所不同的地方，亦为西医学中医人员一定要晓得的原理。

（2）虚体流感验案（1955.2.5初诊）

王俞氏，女，60岁。

症状：恶寒发热，无汗，咳嗽，气喘促，痰粘滞有微血。

诊断：体温38.8度，脉象滑数，舌红，按病者平素有咳血症及胃痛病，今患时行流感，热势颇高，深恐久热不退，并发肺炎，虽属虚体，今病在初起，元神尚能支持，故以治表为急，邪去则正安，勿可因见痰血，用滋阴润肺，反而助邪。疗法用麻杏石甘汤为主透达之，佐以清肃痰热。

生麻黄 0.9 克，苦杏仁 9 克，生石膏 12 克，生甘草 3 克，生苡仁 12 克，鹅管白前 9 克，紫菀 9 克，瓜蒌皮 9 克，浙贝母 9 克，枇杷叶 9 钱。

复诊（1955.2.6）：内热未退，咳嗽气促痰粘，血止，头胀，口干不饮，胃纳不佳，体温 38.2 度，脉象弦滑，舌色红润苔薄。素体阴虚，常有咳血，又有胃痛，乃肺热胃寒弱质，本身内部矛盾，再加外感，深恐里应外合，酝酿大患。疗法清肺养胃强壮元阳。

北沙参、原麦冬各 6 克，桑叶、枇杷叶各 9 克，炙甘草 3 克，瓜蒌皮、淡竹茹、鹅管白前、苦杏仁各 9 克，生苡仁 12 克，黑锡丹（吞）1.5 克。

三诊（1955.2.10）：热势减退，头胀亦瘥，咳痰见微血，体温 37.8 度，脉象弦滑，舌质淡红无苔，流感邪热，已被击退，无内外并发之忧，用淡味轻剂，宣达流感余邪，安抚肺胃之气。

荆芥炭 1.5 克，竹茹、枇杷叶、白茅根、鹅管白前、瓜蒌皮、苦杏仁、地骨皮、北沙参各 9 克，黄菊花 6 克。

四诊（1955.2.12 改方）：服前方二剂热退，体温正常，痰血亦止，多咳嗽，用前方去荆芥炭，加紫菀、空沙参各9克，白芥子3克。

说明：大凡治体虚夹实之证，在病势初起一二日内，元神尚能支持，要用安内攘外的方法全力抵抗外邪，一鼓作气攻之，邪退元神可保，内脏的矛盾亦平，本案二方从清燥救肺汤之意，去石膏之寒凉，用黑锡丹之温热，寒凉中参以温药，唐代《千金方》常有此意，张路玉《千金方衍义》讲："《千金方》之反激逆从，非神而明之，其孰能与于斯乎"，余所处方亦从反激逆从之理，第三方药用平淡，根据内经所谓大毒治病十去其六……无毒治病，十去其九，谷肉果菜，食养尽之，毋使过剂，以伤其正。此中医用药规范，大有研究价值。

(3) 外损似痨验案（1955.7.27初诊）

徐某某，女，28岁。

症状：初患暑湿痧胀，失于清理，留邪内蕴，复受感冒作咳，自用成药白松糖浆止咳，反而闭邪增加寒热，头眩肢痠，形瘦内热，干咳无痰，胸满欲呕，肌肤瘦削。

诊断：体温39度，脉象软弱，舌色淡红，体温与脉象舌色不符。详询起病经过，知其痧胀后伏湿与外感并病，又被止咳敛肺之药所误，是吴澄《不居集》所谓外损症似痨。疗法：治病必求其本，追踪痧胀病源，用芳香宣气化湿，佐以宣肺之药以透达之，以顺其生理自然。

苦杏仁9克，生苡仁12克，白蔻仁（研冲）1.5克，鲜藿香、厚朴、前胡、佛手柑各3克，鲜荷梗、滑石、天仙藤、带心连翘各9克，通草3克。

复诊（1955.7.28）：呕逆已止，头眩肢瘦，形寒内热，咳嗽，体温39度，脉象弦滑，较初诊时脉象转旺，舌色红润，病由湿热痧胀之余邪内闭，复受感冒，咳嗽乃生理抗病作用，不知顺势利导，反用白松糖浆敛肺止咳，使邪无出路。莫谓肌肤羸瘦，古人所云“大实有羸状，误补益疾”，即此症之谓也。疗法宣达肺经伏湿为主。

生麻黄（去节）1.5克，苦杏仁9克，白茅根12克，旋覆花（包煎）9克，橘红3克，连翘9克，黄芩9克，生甘草1.5克。

三诊（1955.7.29）：昨日服药后觉头眩，身热，全身汗出甚多，咳嗽加剧，有痰气急，今晨气促稍平，咳减，汗已收敛，头眩亦止，大便二日未解，体温降至37.5度，脉象软缓，舌色淡红。疗法暂进润肺降气。

旋覆花（布包）9克，款冬花、苦杏仁、枇杷叶、地骨皮、黄芩、苏子、马兜铃各9克，苦桔梗1.5克。

四诊（1955.8.4）：第三方之药服后，呕吐不受，次日赴医院透视，云肺有黑影，拟诊肺结核病。病者悲哭，以为病危绝望，其邻居饼店主庄某，嘱其仍向我求治，她自诉今咳剧音哑，乃痨病失音重症，医院说全肺黑影，乃结核病不治之症，因而悲哭。

今症状：咳嗽气促，吐痰黄色，音哑，胃呆大便秘，三日未解，体温37.5度，脉象细软，舌色淡红，苔色微黄，余对病人说：咳嗽不一定是肺痨病，诸病都有咳嗽，你素无咳嗽，病起于暴，暴病多属外感，汝始患痧胀，余邪未清，复受感冒成咳嗽症，你服止咳成药白松糖浆及止嗽药丸，虽是收敛气管的灵药，内蕴的病邪自寻出路作咳，反服收敛剂，邪热熏蒸酿痰，今用开达药汗出咳多，是放病的出路，汝信任不专，杂药乱投，增加病势，西医透视肺有黑影，此乃肺被痰涎蒙蔽之征，难作确诊。疗法：清肺开郁止咳。

紫菀、冬瓜仁、淡竹茹、苦杏仁、瓜蒌皮、地骨皮、枇杷叶、鹅管白前各9克，百部6克，生甘草3克，白蜜（冲）30克，生苡仁12克。

五诊（1955.8.7）：咳嗽减，气促亦平，大便解过一次，胃纳加添，声音亦开，口苦，心悸，体温36.5度，脉象软弱，舌色淡红，病势好转，伏邪病根渐除。

百部、瓜蒌皮、苦杏仁、带心麦冬、大生地、生白芍、枇杷叶、鹅管白前各9克，生甘草、橘红各3克，生苡仁12克，白蜜（冲）30克。

六诊（1955.8.9）：昨日因吃皮蛋，咳嗽又加剧，气又喘促，体温37度，脉搏弦滑，舌色淡红润泽。尝读赵晴初《存存斋医话稿》云：失音症，忌食火腿及皮蛋，余亲见患失音人，食此二物增剧，今徐女患音哑初痊，吃了皮蛋增加咳嗽，先哲经验可贵，今用宣肺与滋养药并进。

紫菀、旋覆花、空沙参、鹅管白前，茯苓、大生地各9克，款冬花、白芍、百部各6克，炙甘草3克，荆芥炭、橘红各1.5克，白蜜（冲）30克。

七诊（1955.8.10）：胃纳加添，每餐一碗，大便解燥粪，喉痒气逆咳嗽都见减轻，而未绝根，且有头眩肢麻，体温36.5度，脉象软弱，舌质淡红无苔，邪尽正虚，需要清养调理。

百部6克，紫菀、炙甘草、阿胶珠、原麦冬、枇杷叶、款冬花、杜百合各9克，大熟地、生苡仁各12克，西党参6克。

服此方后，病日见瘥，以后以此方加减，调理旬日，咳嗽止，病痊。再赴医院透视：肺影清楚，无结核病。

说明：《内经》讲五脏六腑皆能令人咳，所以咳的原因甚多，有内伤外感之不同。内伤病的咳嗽，且有留瘀伏痰，只可滋阴润肺药与化痰祛瘀药并进，亦不能专门用收敛的药味。

若因外感六淫病源的咳嗽，乃生理抗病的作用。医者疗病，应当乘势利导，对邪闭作咳之病，当宣达之助其咳嗽，增加抗病力量，使伏邪外达，无留邪成损之忧。今人凡遇咳嗽，不问病因病源，大多都喜欢服止咳成药取快一时，收敛肺气，留邪内闭，适与生理相反，作成肺病甚多，故不惜重复讲述，使人知所避矣。

胆病治疗经验

祖国医学把人体内脏的器官，分为脏腑。有储藏精气功能而不直接传化水谷的称为脏；以出纳转输，传化水谷的称为腑。胆是六腑之一，它具有传而不藏，实而不满等各腑所具的普遍性，但又和其它各腑不同，是异于寻常的腑，故称之为“奇恒之腑”。胆汁清净不浊，故又称为“中清之腑”。

胆寄附于肝下，肝胆相互联系，故古人称之为表里关系。在临床上肝病和胆病的病人往往有相类似的症状出现，在治疗用药方面，也是可以相互兼顾的。

胆囊炎、胆石症，是现代医学的病名。有关这方面的诊断，祖国医学限于历史条件，只能就出现的寒热、胁痛、胸满、口苦等症状，来划分胆病的虚实寒热，以决定其治疗法则。不可能像现代医学那样可以通过各种科学技术、设备而获得确切的诊断。

人体是一个有机的整体，人体任何部分发生疾病，都和整体密切相关。祖国医学认为肝胆密切相关，胆病可以影响肝，并且也可以影响人体其它部分。而其它脏腑的疾病也能影响到胆。故在治疗用药时，就不能单纯从胆出发，必须根据临床所出现的各种症状辨证论治，兼顾到其它各脏器的病变。当然，在治疗疾病时，更重要的是依靠人体的抵抗力和再生能力，医务人员必须充分发挥病人的主观能动作用，辅以药物治疗，去战胜疾病。

胆囊炎的病因，多由于平素郁怒不舒，气失调畅，复受感染和胆道梗阻所引起。胆石症则为胆道内积石形成而致。两者常互为因果，且多与饮食和蛔虫等有关。因此在治疗时往往难以截然分开。一般治疗方法，不外乎：通里攻下，清热解毒，燥湿泻火，疏肝利胆，理气开郁，行气活血，降逆止呕，健脾和胃，安蛔止痛，补气养血，温中散寒。

从临床症状分析，以湿热、实火、气滞居多。见症除有口苦、咽干、头晕、不思饮食等少阳经症状外，

"湿热者"，多有寒热往来，面目或全身出现黄疸，右上腹持续胀痛，或偶有阵发性绞痛，大便秘结，小便黄浊或赤涩，脉象弦滑或滑数，舌红，苔黄腻或厚。治宜清肝利湿，疏肝理气。"实火者"，多有寒热往来，面目或全身出现黄疸，右上腹持续胀痛，腹胀满，大便秘结，小便黄浊或赤涩，脉象弦滑数，或洪数，舌质深红或绛赤，苔黄燥或有芒刺。治宜通里利湿，疏肝利胆。"气滞者"，病人平素性情急躁，善怒，一般无寒热和黄疸出现，右上腹胀痛、绞痛或阵发性窜痛，常因郁怒诱发或痛势加重，小便清利或微黄，脉象沉弦涩或弦细，舌尖微红，苔薄白或微黄。治宜疏肝利胆，缓急止痛。

"六腑以通为用"，按照"通则不痛"的治则，在急性期间，一般以和解少阳，疏肝利胆，通里攻下的大柴胡汤加减为主方，药用柴胡、黄芩、姜半夏、白芍、枳实各 9 克，生大黄、郁金、元明粉各 6 克，广木香 3 克。

湿热重者，加苦参 6 克、滑石 12 克。

实火者，加龙胆草 3 克、生山栀 9 克。

气滞者，加香附、青皮各 9 克。

血瘀者，加当归、赤芍、红花、丹参各 9 克。

痛剧者，加川楝子、延胡索各 9 克。

出现黄疸者，加绵茵陈 15 克，白鲜皮、秦艽各 9 克。

呕吐者，加橘皮 6 克、竹茹 9 克。

食积滞者，加焦六曲、焦山楂、乌药各 9 克。

嗜酒者，加葛花、枳椇子（一名鸡矩子）各 9 克，红豆蔻3克。

结石作痛引起湿热黄疸者，则先宜清热利湿理气，然后再进疏肝利胆排石。消石可用广东金钱草、玉米须、对坐草（别名过路黄）各30克。

慢性病人，病程较长，临床症状不若急性期间所出现的腑实证多，故治疗时较少应用攻里泻下之剂，临床上常用方药以金钱开郁散为主。药用金钱草30克，柴胡、枳实、白芍各9克，生甘草3克，郁金6克，海螵蛸、浙贝母各9克。

兼有胃痛，消化不良者，加蒲公英15克，甘松、天仙藤各6克。

兼有肝炎病史，胸胁痛者，酌用丹参15克、香附9克。

若见烦躁，头晕头痛，舌质红绛等，阴虚血热体征者，则去柴胡，加焦山栀、决明子各9克，旱莲草15克。

其它如：燥体去柴胡，加绵茵陈、天花粉各9克；寒体加桂枝、干姜各3克；寒湿体，加吴茱萸3克、苍术6克。

由于病人体质、年龄、劳动职业和饮食等条件的不同，临床所表现的症状也就随之而异。因此除上述基本方法，某些病例按照“辨证论治”的原则，可采用下列其它方剂治疗。

四逆散合平胃散加味：适用于湿热内蕴，面目微黄，右上腹持续胀痛，胃纳不佳，大便不畅，小便短赤，脉来软缓，舌质淡红，苔微黄者。药用：柴胡、枳实、白芍各9克，生甘草3克，苍术、厚朴、青皮各6克，鸡内金、地骷髅各9克。以疏肝利胆，疏中化湿。

疏滞养肝汤加味：适用于气滞右上腹经常作痛，大便干燥，脉弦，舌质红，苔微黄者。药用：柴胡、枳壳、赤白芍、香附、山萸肉、瓜蒌皮、瓜蒌仁各9克，生甘草3克，丹参、蒲公英各15克。以疏通气血，开郁消滞。

温胆汤加味：适用于气滞，胃气不和，泛呕酸水，右上腹隐痛或不作痛，脉象缓，舌质红润者。药用：陈皮6克，姜半夏、茯苓各9克，生甘草3克，枳实、生姜各6克，竹茹9克，吴茱萸3克，木瓜、乌梅各6克。以清胆和胃，理气止呕。

金铃子散合更衣丸加味：适用于阴虚体，右上腹隐痛，大便干燥，脉象沉弦，舌质干燥红糙无苔。药用：川楝子、延胡索、更衣丸（吞）各9克，蒲公英15克，天花粉9克，金钱草30克，丹参15克，活水芦根30克，竹茹9克。以和中止痛，养阴通腑，调理气血。

三花小金瓜散加味：适用于阴虚病人，性情急躁，右上腹胀痛，面黄，神疲，失眠，脉弦，舌质干燥边红中剥脱液，苔微黄色。药用：玫瑰花、厚朴花、佛手花、小青皮、鸡内金、瓜蒌皮仁、银柴胡、生白芍各9克，生甘草3克，白蜜30克。以芳香柔润，调中理气。

增液汤合麻仁丸改汤加减：适用于阴虚体质，右上腹痛，纳食减少，大便秘结，脉象弦细，舌红干燥有横裂纹，有胃痛史者。药用火麻仁、苦杏仁各9克，生地黄12克，麦冬、玄参、生白芍各9克，生大黄6克，生甘草3克，白蜜、金钱草、玉米须各30克。以养液润燥，消石通腑。

当归四逆汤加减：适用于胆石症，右上腹不甚痛的阴性结石症，形瘦，肢冷，素体虚弱，脉细，舌淡。药用：当归9克，桂枝3克，生白芍9克，炙甘草3克，细辛1.5克，干姜、吴茱萸各3克，柴胡9克，郁金6克。以温中散寒，养血通脉。

乌梅安胃丸等（开水泡饮）：适用于夹食滞、怒气剧痛服药不止者，或手术后残石未尽，腹部剧痛，或有慢性肝炎，消化不良，舌苔白厚粘。药用：乌梅安胃丸30克，木香槟榔丸15克，白蜜30克，用滚开水泡汁服。以肝胆并治，通腑止痛。

当归建中汤加味：适用于中气不足，虚寒体质，术后综合征，呕恶，大便溏薄一天两次。药用：当归9克，桂枝6克，白芍15克，炙甘草、生姜各3克，红枣9克，饴糖30克（冲），甘松、天仙藤各6克。以温暖中焦，强壮脾胃，消积止痛。

胆病手术后，临床实践：①有因残石未净作痛者，宜根据不同体质调理，佐消残石。②有因手术后发生肠粘连腹部经常作痛者，以当归四逆加吴萸生姜汤加味，以疏通血脉，使之通则不痛。药用：当归9克，桂枝3克，炒白芍9克，炙甘草3克，细辛1.5克，通草3克，红枣4只，吴茱萸、生姜各3克，乌药6克，肉桂粉（吞）1.5克。

以上方药应用时，必须根据体质寒热燥湿之不同，随症变化，灵活运用，对症下药，切勿千篇一律，固执成方。

临床实践中对治疗胆病有如下几点体会：

（1）药物是重要的，但它必须通过人的内因才能起作用。药物疗效的大小与快慢，与病人的精神状态以及体质、年龄、劳动职业、习惯等因素有着极其重要的关系。因此，在治疗过程中，既要充分研究病情，对症下药，更要针对病人的特点，讲明病情，减轻思想负担。特别是对一些慢性病患者，更需劝导，耐心调治，切忌内心急躁，务使病人有战胜疾病的信念，心胸开朗，从而焕发起体内脏器的旺盛机能，调动和增强人体内部的抗病因素。

（2）治疗胆病，也和治疗其它疾病一样，必须运用中西医两法进行诊断和治疗，既要应用现代医学的各种科学技术设备，以求得到明确的诊断，又要结合祖国医学的"辨证论治"原则，来确定治疗法则。互相取长补短，提高疗效，以便迅速及时解除病人的痛苦。

（3）用药必须根据病人体质，治疗必须从整体调理着手，更须注意保护胃气。因此无论补剂或泻剂的药量，都需从病人的具体情况出发。如果胃纳不强，无力运化，而需用补剂者，亦当先用轻剂拨醒胃气，待胃气恢复，再进重剂。如需应用消导药物，则切忌过分重用破气耗血伤津之品。免致元气受伤，无力运送滞气与积石外出，从而影响疾病速愈。

（4）忌口对胆病具有一定作用，特别是脂肪油粘，能使病情反复发作，增加痛苦，故必须予以强调说明。

胃病诊治与预防

胃病（包括现代医学的胃炎、胃溃疡、胃神经官能症、胃下垂、胃切除术后综合征等）是常见的疾患。在中医临床时主要是根据它们所呈现的主症（如脘痛、嘈杂、呕吐、泛酸）和体质，进行辨证论治。本人历年来诊治甚多，积累了一些经验。同时从病员的病史询问和本人摄生保健的实践中，又体会到引起胃病的原因多与情志失调、饮食不节密切相关。历年来我对胃病的预防和善后也作了一些研究。今本着相互学习共同提高的目的，对这两个问题作一简述，以供同道讨论参考。

【胃病诊治】

（一）发病机制

胃是人体受纳，腐蚀水谷的重要器官，具有六腑“传化物而不藏”的共同特点，以通为用，以降为顺。胃体中空宽大，能伸能缩，二头狭小，有贲、幽二门，可闭可开。如果情志抑郁或伤食食停或外邪内陷，中焦气滞不畅，失于流通，胃体伸缩异常，贲、幽二门开阖失司，则胃病成矣。

祖国医学认为胃病的发生，与人体各种内外因素和人体整体情况密切相关。一般胃病初起，先有胃腑气化失调，产生运化无力，升降失司；继则功能受损，气血阻滞；更进一步可发生器质性病变，使人体气血阴阳受到损害，如果气质病变损伤胃络，则发生消化道出血；如果器质病变阻塞胃肠通道，食物梗阻，则发生反胃呕吐或食物阻格不下。三者之间存在着互为因果，相互影响，相互演变的关系。临症时应掌握病机转归，早期治疗，防微杜渐，制止传变。

（二）诊治要点

1. 诊治胃病首察面容颜色。若面容苍白，形体肥胖，是阳气不足。若面容萎黄而瘦，是中元虚馁。若形瘦面容苍白，是肺肾阳虚。面容鲜艳，两颧高突，颜色红赤，是肺肾阴亏。二者均应遵循上下交病治其中的原则，着重扶养胃气。

2. 诊治胃病必须仔细察看舌质、舌苔。凡舌质红润有液苔滑者，可用疏气平肝药。若舌质青黯，宜用温热扶阳药。若舌中间光剥，脱液或舌红碎裂如刀割是胃器质病，宜用滋养药，忌用耗气灼液的克削药。若舌苔黄厚粘满铺，常为标本同病，须注意有无外邪内陷或食积化燥，治疗时应注意疏化透达。若舌四边白厚苔中间光剥脱液，是胃阴受伤气化失司，运化无力，疗法宜芳香轻剂透达；忌单用寒凉药或重降药以防发生喘、泻之危。

3. 治胃病要问明饮食情况，食量多少，喜热喜寒及能食不能食。如食后胃部反舒者是虚证，可用温暖补胃药。若食后胃部作痛加剧，为实证或虚中夹实证，疗法宜先进疏通气血药，再进调补药，切忌呆补或专用破性攻伐之品。治胃病要详查病人平时的食性与嗜好。食性的改变是胃病的先兆，临症时须予以注意。

4. 治疗胃病，要注意大便情况。凡大便溏薄或软不成条或有粘液，是中气不足，治宜温暖和中。若大便颜色不正常呈青褐色与黑色者，要注意防治上消化道出血。若大便干燥闭结或肛门灼热，为胃有燥火。

5. 治胃病必须对胃脘作痛仔细分辨。如脘痛绵绵不休，大便稀烂，手足厥冷，脉象沉细或迟弱，舌质淡苔微白，喜饮温暖热汤，或喜用热手按摩，为虚寒之证。若脘痛时作时止，饭后脘腹作胀，吐酸苦水，尿赤，大便干燥或秘结，脉象洪大或弦滑，舌质深红，苔黄腻，口气臭，为实热之症。

6. 诊治胃病必须从整体着手，注意有无失血遗精、带下、失眠等病症。治疗胃病须辨证用药，切忌呆执成方，生搬硬套。如同一种胃的疾患，由于患者体质性情、环境各异，应该同病异治，区别对待，而按西医诊断的不同的胃疾患，虽然临床症状各不相同，但如果按中医理论分析其病因病机相同者，又可以异病同治。

7. 治疗胃病要分辨标本。“急则治其标”，若胃病而兼有上消化道大出血者，可以止血为先。一般均以治本为主，决不能见痛止痛，见酸制酸，因为胃痛和泛酸仅仅是胃病的一种表现，是标不是本，如果单用香燥之品以止痛，介类重降以制酸，虽能缓解一时，但其疗效是不持久的，不彻底的。特别是香燥之品容易劫伤胃阴，重降之品容易导致胃气下陷，正气受损。如果滥用久用，必然会加重胃腑气化失调，影响胃腑消化功能，遗留后患。

8. 治疗胃病必须审证求因，密切注意“去其所本无，保其所固有”的治疗大法，一面祛除本身不应有的外邪，如食积、滞气、瘀血及代谢废物。一面调整胃腑气化功能，增进人体的体质，以促进局部病变的愈合。如果又兼有六淫外感者，应用药予以外解，若兼有食积者，应予以消导通下。若兼有情志抑郁气血阻滞者，应予以疏肝解郁，理气活血。若兼有内伤诸不足者，应予以固本扶元。若兼有其它旧疾者，应努力做到在治疗新疾时将其它的旧病亦一起治愈。如果不注意利弊和宜忌，单纯治疗胃病，就有顾此失彼加剧旧病之虞。总之，在治疗胃病时既要仔细分析主因和本症，又要注意患者所现之兼症、夹症、遗症、变症，全面考虑，统筹兼顾。

9. 治疗胃病要注意患者体质、性情与治疗的关系，要注意胃与其它脏腑之间的关系。凡热体燥体，性情急躁善怒，适用凉性润性药；若性情沉默寡言容易悲郁不乐，属寒体湿体，则宜用温性燥性疏散药。脾胃互为表里，胃肠上下相通，凡中气虚者，必须补气药与治胃病药并用。若肠胃燥热，津液不足，大便燥结者，宜用润性药。若气滞纳少满闷嗳气者，宜用芳香花类拨动气机药。肾为胃之关，胃病虚证常须温煦肾阳，鼓舞胃气。肝与胃有抑制关系，肝病可以犯胃，尤其是情志与肝脏关系最为密切，所以治疗胃病常须同时治肝。具体地说，肝为将军之官，性喜条达，肝病犯胃，则恶心干呕，脘痞不食，泛吐酸水，治疗须分辨阴阳虚实。若肝寒浊阴犯胃，用药则远柔用刚，可用吴萸、椒、桂泄肝，半夏、姜汁、香附、乌药、枳、朴通胃；若肝阴胃阴已虚，肝气郁结，化火犯胃，用药则忌刚用柔，用丹皮、决明子、刺蒺藜、白芍、丹参、木瓜清肝柔肝，用沙参、麦冬、无花果、秫米养胃，另外乌梅安胃丸，逍遥散，或六君子加丹皮、桑叶、金铃子散等泄肝之品，则为刚柔并用平治之法。

（三）分类、分型与治方选介

根据胃病病机，从辨证论治原则出发，执简驭繁，将胃病分为三类，制订了一些治疗方剂，分别予以介绍。

1. 气化失调类　胃病初起，气化失调，运化失司，症见胃脘饱闷，嘈杂不舒，偶有短暂胃痛或嗳气泛酸，食欲不佳，晨起口苦，舌苔薄白，脉平和或稍弦，宜用轻剂宣通，忌用补涩恋邪。

我逢此类病症，常用下列二方治疗。

（1）栝蒌薤白半夏汤合二陈汤：本方具有通阳宣气，和中降逆的功用，其中栝蒌按习惯用瓜蒌皮、仁，如夹有风寒则加苏叶、防风；夹暑则加香薷、杜藿香；夹湿则加青木香、佩兰、厚朴；夹有燥火，则加焦山栀、淡竹茹。若兼湿困气滞，则合平胃散。若兼有胃热，则加蒲公英、胡连。若兼有胃寒则加桂枝、吴茱萸。若夹食滞则合保和丸。

（2）五花芍草汤：本方系自订方。方用白扁豆花、厚朴花、玫瑰花、绿梅花、佛手花、白芍、甘草。具有芳香行气，解郁醒胃，缓急止痛的功效。

2. 功能受损类　胃病初起失治，病情加重，或病愈后复发，功能受损，升降失司，运化无力，气血阻滞，其病情较气化失调类为重。症见胃脘定时疼痛，痛引及背，经常发作，或得食稍安，或食后胀痛尤甚，食欲不佳，嗳气泛酸，吞腐频作，夜寐欠安，脉沉弦舌苔薄白。若胃中有热，则自觉胃脘灼热，大便干结，心烦咽干口苦，舌红苔黄，脉弦数。若胃气下陷，则兼有气短懒言，食后腹胀，心下痞闷，大便溏薄，舌淡胖嫩，苔白滑或微黄，脉缓无力。治宜标本兼治，疏补并进。其中，气滞型宜疏肝理气，温胃止痛；燥热型宜清胃润燥，和中止痛；气陷型宜补中益气，升清降浊。

本类病症，我常用的处方有：

（1）丹参良附小金瓜散：本方由《医宗金鉴》丹参饮、《良方集腋》良附丸及天津中医院验方小金瓜散加味而成。方用丹参、檀香、砂仁、高良姜、香附、小青皮、瓜蒌皮仁、鸡内金、乌药、姜半夏。具有疏肝理气温胃止痛消食的功效，适用于气滞型患者。若腹胀者加厚朴、地骷髅。便秘者加火麻仁。若阳虚寒体可加半硫丸。若脘痛阵发成痉挛状加九香虫、八月札。若脘痛甚剧加金铃子、延胡索。个别泛酸多者，可酌加海螵蛸、浙贝母。若气滞血瘀而有间断小量出血者，可加蒲黄、五灵脂、侧柏炭、山茶花、玫瑰花以消瘀止血止痛。

（2）乌梅安胃丸合良附丸蜜剂：本方用乌梅安胃丸30克，良附丸15克，捣碎加白蜜60克，用滚开水泡后热服，具有良好的止痛作用，适用于气滞型胃脘剧痛不止者。

（3）蒲乳清胃汤：具有清胃润燥和中止痛的功用。药用蒲公英、羊乳参、无花果、玄参、白芍、炙甘草、生地、陈皮、竹茹、黄芩。兼燥热便秘者可加大黄或更衣丸；兼肝郁化热，口苦烦躁者加丹皮、决明子、钩藤，或胡黄连、胆草。适用于燥热型患者。若胃热而兼有呕血者或黑便干燥，可先用大黄黄连泻心汤清胃降下，凉血止血。

（4）加减乌梅安胃丸：本方从仲景《伤寒论》方化裁而来。方用乌梅、桂枝、川椒、干姜、川连、木瓜、生白芍、陈皮、炙甘草、吴茱萸、生麦芽。本方是酸苦甘辛合用，刚柔寒温协调之平治之剂，具有理肝和胃醒胃降逆的功效。适用于胃功能受损的患者，对萎缩性胃炎胃酸缺乏者最为适宜。

（5）吴萸理中汤：本方为《伤寒论》理中汤与吴茱萸汤之合方，具有温补中气，升提陷阳的功效，适用于气陷型偏于中寒的患者。

（6）李时珍升葛补中汤合刘河间清震汤：药用升麻、葛根、白芍、炙甘草、西党参、苍术、茯苓、柴胡、黄芪、荷叶。具有补气举陷，和中化湿的功效，适用于气陷型偏于中虚的患者。

3. 器质病变类　胃病反复发作，迁延日久，胃腑器质发生明显病变，人体气血阴阳受到损害。症见脘部胀痛，不易缓解，恶心呕吐剧烈频繁，食量稀少或食入即吐，面黄形瘦，四肢乏力，精神困倦，或兼有呕血便血，或兼有反胃噎膈。其中虚寒型，症见脘痛喜按，喜热，噫气满闷，大便溏薄而青黑，兼有头昏目眩，肢冷自汗，脉沉微或弦细，舌淡红胖大，舌边有齿痕，或舌有横裂纹，苔白滞厚腻。虚热型，症见形体消瘦，脘痛持续，胃中嘈杂灼热，大便干燥或秘结，夜寐不安，烦躁易怒，颧赤，舌红或中有裂纹或光滑无苔，脉弦细或弦滑。血瘀癥瘕型，症见脘痛如刺，痛处固定不移，或可触及肿块，拒按，舌紫黯或有瘀斑，或有呕血、便血，形瘦肤干，纳钝或反胃噎膈，便秘，脉涩。

本类治法以补虚扶正为主，或佐以降逆止血，或佐以温中行气，或佐以清热润下，或佐以祛瘀通络。

胃病并发消化道出血，中医文献多在呕血、便血中论治，二症均有轻重缓急寒热虚实之别。一般实热证出血来势骤急，先有明显脘痛，出血后反觉脘部稍舒，舌唇色红，苔黄口臭，溺赤，脉象弦滑，虽经出血，但精神尚可，胃痛反减，出血亦能自止，此为实热证（但连续不断则可由实热证转化为虚寒证）；若呕血则多为瘀块，便血则粪便色黑而干燥，治疗方法：出血量多者宜凉血止血；出血量少，或出血后内有积瘀疼痛不止，固定不移拒按，大便艰，便色黑而干燥，舌紫黯，脉沉涩者，为内有积瘀，宜乘势利导，消瘀止痛。

若出血来势较缓，而连续不止，面色苍白，肢冷神疲，唇色黯淡，舌淡嫩苔白润或紫黯有瘀斑，脉虚大或沉细，为中虚不能摄血，宜扶元止血为主，消瘀止血为佐。

若出血不止或穿孔，症见面容苍白，肢冷汗出，脉微，腹剧痛，头昏眩或昏厥而有虚脱危险者，除请西医会诊抢救外，可用中药回阳救逆固脱止血之剂。

本类病症，我常用的治疗方法有：

（1）建理汤：本方为黄芪建中、当归建中、附子理中之合方，再加甘松、天仙藤而成，具有温中止痛，补气益血的功效。适用于虚寒型患者。若出血断续不止，可用琥珀粉3克，参三七粉6克，用饴糖、白蜜各30克，冲汤吞粉送服，以扶元止血消瘀止痛。若出血量多，肢冷，汗出，面白舌淡脉迟者，可用别直参9克，淡附子6克，参三七粉3克，或用茯苓四逆汤（茯苓，人参，淡附子，炮姜炭，炙甘草）加黑锡丹以回阳救逆，固脱止血。

（2）加减沙参麦冬汤：本方由《温病条辨》增液汤、沙参麦冬汤、《金匮要略》芍药甘草汤、橘皮竹茹汤化裁而成。药方用玄参、麦冬、生地、沙参、无花果、白扁豆、炙甘草、白芍、陈皮、淡竹茹。具有养胃润燥，和中降逆的功效。临床上可加减运用，或加九香虫以止痛，或加火麻仁、白蜜以润肠，或加丹皮、木瓜、瓜蒌皮柔肝清肝。适用于虚热型患者。若兼有出血者，可选用陈远公壮水汤（大生地，大熟地，参三七，荆芥炭）滋阴纳气补血止血。

（3）大半夏合大黄甘草汤：本方由《金匮》麦门冬汤、大半夏汤、大黄甘草汤变通化裁而成，方用麦冬、生半夏、北沙参、生姜、炙甘草、白茅根、红枣、白蜜、生大黄、参三七粉。具有降逆止呕，通下逐瘀之功效。

（4）加味旋覆代赭石汤：药用旋覆花、代赭石、生半夏、西党参、炙甘草、生姜、红枣、蒲黄、五灵脂、蜣螂虫、杜红花。具有扶中降逆，祛瘀消癥的功效。

以上二方多用于血瘀癥瘕型，反胃噎膈或幽门梗阻所致朝食暮吐、暮食朝吐的患者。

【胃病的预防】

祖国医学的经典著作《内经》早就指出："不治已病治未病，不治已乱治未乱。""夫病已成而后药之，乱已成而后治之，譬犹渴而穿井，斗而铸锥，不亦晚乎。"（《素问·四气调神大论》）因此注重胃病的预防是一个十分重要的问题。

关于胃病的预防，我认为必须要做到饮食有节，起居有常，外动内静，心情舒畅，劳逸得当，慎防药伤。食物是供给人体营养的来源，胃是受纳腐熟水谷的重要器官。《内经》说："人以水谷为本。"（《素问·平人气象论》）"故谷不入半日则气衰，一日则气少矣。"（《灵枢·五味》）又说："饮食自倍，肠胃乃伤。"（《素问·痹论》）我们不仅要做到"食饮者，热无灼灼，寒无沧沧"（《灵枢·师传》），而且要做到"食饮有节"，定时定量，切忌大吃大喝。

《内经》又指出："久而增气，物化之常也。气增而久，夭之由也。"（《素问·至真要大论》）并列举偏食五味可引起的病症。从临床所见，苦寒败胃，生硬不化，辛辣助热，甘腻满中，对胃受纳运化的影响很大。因此我们在饮食方面，应该注意多种食物的合理搭配，切忌偏嗜偏食，贪求滋味，恣食膏粱之品，或酗酒嗜烟。

祖国医学还十分重视精神因素对人体健康与疾病发生变化的影响。认为异常的情志变化，都可以引起和诱发疾病。尤其是肝胃之间存在着克制的关系。如果忧思气滞，肝郁犯胃则可以产生脘痛泛酸，呕恶诸症。中焦气滞，运化失司则可产生宿食伤胃的病症。所以保持心情舒畅，夜寐安宁，对预防胃病的发生也具有十分重要的意义。同时适当的活动和劳动，特别是饭后百步，能使气血畅流，食谷易化，对脾胃的消化吸收很有帮助。反之，如果缺少劳动和运动，就会导致气滞血瘀，食停不化，即使长期服食具有丰富的营养或补益的物品，也得不到消化吸收和运送，甚至反而产生相反的后果。

祖国医学认为，人体是一个统一的整体，一切药物都要通过人体的吸收运送才能发挥作用。脾胃为后天之本。“人有胃气则生，无胃气则死”，因此凡人体脾胃运化有力，纳谷如常，则病虽重尚可治。若脾胃受伤，纳谷不馨，运化失司，则病虽轻亦难治。所以运用药物治疗疾病时，必须时时注意保护人体的胃气。《潜斋医学丛书》中的裴兆期《言医》说：“长年病与老年病人，主要在保全胃气，保全胃气在食不在药。”又说：“食伤人易知，药伤医多不识。”为了预防胃病必须慎防药伤，因此我们在用药时要取利避弊，中病即止。而在疾病基本痊愈之后，则应注意忌口，慎防食复，并可以采用中医传统的“无毒治病，十去其九，谷肉果菜，食养尽之”（《素问·五常政大论》）用饮食代药，巩固疗效，根除余恙。

关于饮食代药，首先应根据不同体质，不同病症，来选择食物，如热体热病，宜多吃凉润食物，寒体寒病，宜多吃热性食物。反之，则热体热病忌辛辣之品，寒体寒病忌生冷瓜果，脾胃湿热重者，忌食油腻呆胃之品。总之，医者应掌握食物的性味功能、患者平时的饮食喜恶、病时的改变，及时告诉患者食物的宜忌，以利用食物的寒热偏性调节人体的阴阳平衡，达到少服药、不服药，防病疗病，强身保健，防止药伤的目的。

关于饮食代药，调治和预防胃病的具体食物，中医典籍中论述颇多，今选择几种对脾胃有益的食品作一简要的介绍。

糯米：甘温，温暖脾胃，益气止泻，收缩小便，敛止自汗。

熟莱菔：甘温，下气和中，补脾胃，助消化，滋生津液，抵御风寒。

菠菜：甘冷滑，消肠胃热，开通胸膈，下气调中，止渴润燥，能解酒毒。

火腿：甘咸温，补脾开胃，滋肾生津，治虚痢泄泻，下气疗膈，养老补虚。

黄牛肉：甘温，安中益气，培养脾胃。

猪肚：甘温，补中益气，止渴养胃，主治骨蒸劳热，小儿疳蛔，积聚癥瘕。

牛乳：甘微寒，补益虚羸，治反胃，热呃，噎膈。

鲫鱼：甘温，调中益脏，补虚，止痢消痔，开胃进食，息风平热。

虾米：甘温，开胃化痰。

苹果：酸甘温，下气消痰，治腹痛泄泻，消渴，疗水谷痢，生津开胃。

菠萝蜜：甘香微酸，止渴解烦，醒酒益气，令人悦泽。

甘蔗：甘寒，下气和中，消痰止渴，止呕呃逆，治反胃吐食，解酒除热。

白蜜：甘平，益气，止痛解毒，饮食不下，杀虫，治卒心痛，润燥通腑。（按：日本人治溃疡病单方，用白蜜一味，每天开水冲服，据云久服能使溃疡除根。）

郁症辨治

郁症有内外之分，六气着人，皆能郁而成病，邪不解散，即会致郁，此是外感六气而成也。而杂病成因更多，如思伤脾，怒伤肝，其原总由乎心，情志不遂，郁而成病。其病机以在心脾肝胆为多。治法有清泄上焦郁火，或宣畅少阳，或开降肺气，通补肝胃，泄胆补脾，宣通脉络。若热郁至阴，则用咸苦。大约都由气滞，久则化热，热郁则津液耗而不流，升降之机失度，初伤气分，久延血分，终成郁劳沉疴，故用药大旨，每以苦辛凉润宣通，不投燥热敛涩呆补，此治疗之大法。

此外更有滞在形躯，滞在脏腑，必有不舒之见证。盖气本无形，郁则气聚，聚则似有形而实无质，如胸膈似阻，心下虚痞，胁胀背胀脘闷不食，气瘕攻冲，筋脉不舒，医家误认有形之滞，放胆用破气攻削，迨至愈治愈剧，转方又属呆补，不知情志之郁，由于隐情曲意不伸，而致气之升降开阖枢机不利。盖郁症全在病者能移情易性，医者构思灵巧，用苦泄热，而不损胃，用辛理气而不破气，用滑润濡燥而不滋腻气机，用宣通而不损耗气液。

郁症分辨，其症有六，总名六郁。一气郁，二湿郁，三痰郁，四热郁，五血郁，六食郁。气郁症状，胸胁痛；湿郁症状，关节痛，周身疼痛，遇阴寒则发；痰郁症状，动则气喘，寸口脉沉滑，容易感冒；热郁症状，昏瞀小便赤，脉象沉数，四肢无力，能食，或有热度；血郁症状，络伤胁痛，脉涩或芤；食郁症状，嗳酸，脘腹饱满，不能食，或有唇焦，或见舌红根有黄粘苔。

郁症是滞而不通之义，百病皆生于郁，人若气血流通，自然健康无病，一有拂郁，当升不升，当降不降，当化不化，或郁于气，或郁于血，病症起矣。凡脉见沉伏结促弦涩，面色青滞，意愿不遂是也。若人平日无事而忧思沉想，默默无言，面容黯惨，眉宇不舒，略无喜色，此乃抑郁成痨之兆也。

治方：外感治肺开郁，宣达清泄上焦（苦杏仁、白蔻仁、瓜蒌皮、枇杷叶、郁金等），或宣畅少阳；内伤用四逆散加栀、豉、苏梗、郁金、乌药疏滞开郁；如因中焦气机不流通，胸痹脘痛，宜开胸痹，降肺气，如薤白瓜蒌半夏汤，或用苏子、降香、郁金、厚朴、陈皮等疏胃降肺气，或用五花芍草汤加减疏通肝胃气，或用逍遥散加减泄胆补脾，或用旋覆花、红花、丝瓜络、郁金、蔻仁、玫瑰花、竹茹等疏通脉络，开郁活血；郁在下焦，用咸苦泄降，如咸苁蓉、当归、淮牛膝、泽泻、枳壳等润肠软坚。

饮食调理亦是当务之急，忌食生冷坚硬不消化之物。

【郁症提要】

郁症是临床最多见、最广泛的病症，一言难尽。在

《素问·六元正纪大论》就讲这个病，说五郁之发，乃因五运之气，有太过不及，遂有胜复之变，其治法泄之、折之、达之、发之、夺之。从五郁论治，这是中医论郁症最古文字，后世论六郁就从此化出。

郁症有外感与内伤之成病原因。天气冷热晴雨风雪不正常影响人身气血调和，发生寒热体痛二便失调许多病症，这是因天气变化的郁症，治疗方法是解表、清里，保住人身原有精气神，驱逐外袭于人的风寒暑湿所夹痰火食积不应有的病邪，这是治外感成郁的方法。

内伤七情成郁，凡喜怒忧思悲恐惊七情病内心郁闷致病，也是比较常见的。首先要诊断病人是伤气还是伤血，以及心神是否安静，察脉有否细促，看舌有光滑脱液否。

郁症有浅深，其病影响各脏，所谓肝病、神经官能症，都因忧郁成病，医者除处方外，要对病人精神给予安慰。

水肿辨证论治

【病因】

人体内部水液调节，有赖于肺、脾、肾和三焦、膀胱等脏腑的正常活动，相互协调，气化得以运行，因而达到调节平衡的目的。肺主通调水道，脾主转输运化，肾主调节开阖，而三焦司决渎之权，则能使膀胱气化畅行，小便通利。若肺、脾、肾等诸脏功能失调，气化障碍，均能影响水液排泄而发生水肿。

引起水肿的原因，大致有以下几个方面：

（1）风邪外袭，肺气不宣。肺主一身之表，外合皮毛，如肺为风邪所袭，则肺气不能通调水道，下输膀胱，以致风遏水阻，风水相搏，流溢于肌表，发生浮肿。

（2）涉水冒雨，或居处卑湿，水湿之气内侵人体，或平素饮食不节，湿蕴于中，脾失健运，不能升清降浊，以致水湿不得下行，停留于内，溢于四肢，而成水肿。或湿郁化热，湿热交蒸，而小便不利，形成水肿。

（3）疮毒湿疹，邪遏内侵，伤及肺肾，肺肾功能失常，三焦气化不利，则排泄发生障碍水湿溢于肌表，发生水肿。

（4）脾气内虚，不能为胃行其津液，上输于肺以散布于全身，水液不能蒸化，停聚不行，泛滥横溢，遂成水肿。

（5）肾气虚亏，开阖不利，失去主水作用，膀胱气化失常，水液停积，泛滥横溢，形成水肿。

水肿前人按照不同的病因、证候，分为风水、皮水、石水、正水，以及五脏水（心水、肝水、脾水、肺水、肾水）等，但总的可归纳为阳水和阴水两大类。

一般阳水，发病多较急骤而实，阴水发病多较缓慢而虚。但矛盾是为转化的，疾病的过程是动迁的过程，是多变的，阳水日久不愈，正气渐衰，水邪日盛，亦可转化为阴水。阴水倘若复感外邪，水肿增剧，标证占主要地位时，又当急则治其标，从阳水论治（当然与初起阳水实证的治法又有所区别）。

治疗方法：前人有腰以下肿，当利小便，腰以上肿当发汗乃愈。阳水治以发汗利水，阴水治以温补脾肾。

具体治疗，应根据疾病具体情况和证候轻重，决定治疗方法。

【辨证论治】

阳水证其肿常从外开始，多数由头面渐至胸腹而延及四肢，终而遍体浮肿，脉象沉数，舌红苔黄，发热烦渴，小便赤涩，大便多秘，分别从风热与湿热论治。

风热入肺，肺气肿盛，不能通调水道，致上身肿而喘息，越婢汤加桑白皮、苦杏仁治之：生麻黄 3 克，生石膏 30 克，生姜 6 克，红枣 4 只，生甘草 3 克，桑白皮、苦杏仁各 9 克。

湿热壅肺，肺水肿满，不能下输膀胱，致小便闭而喘肿者，用华佗五皮饮(《中藏经》中原名五皮散，现代通称五皮饮)，加苦杏仁、地骷髅治之。药用：生姜皮 3 克，桑白皮 30 克，橘皮 3 克，大腹皮 9 克，茯苓皮 30 克，苦杏仁 9 克，地骷髅 15 克。

暑湿侵肺，面肿气喘，腹胀，二便稀少，舌绛，口渴，宜清肃上焦，药用：滑石 4.5 克，苦杏仁 6 克，生苡仁 9 克，通草 3 克，鲜枇杷叶 9 克（刷净），茯苓皮 9 克，淡豆豉 4.5 克，焦山栀 9 克。

头面手足遍身肿，手按之塌陷，手起随手而高突，喘满气急，倚息不能平卧转侧，小便闭，以导水茯苓汤治之：茯苓、麦冬、泽泻、白术各 9 克，桑白皮、苏叶、槟榔、木瓜各 3 克，大腹皮、陈皮、砂仁、广木香各 24 克，灯芯草 25 根。

脾肺气虚水肿证：脉浮，身重，汗出恶风，舌质淡红苔白，防已黄芪汤治之：防已 3 克，生黄芪 12 克，生白术 9 克，炙甘草 3 克，生姜 9 克，红枣 4 个。

水肿实证：素体强健阳旺，伤寒温热大病后，水饮内积，全身水肿，膝胫足跗皆肿，水蓄于下，上焦之气不能通调，气促急有痰，脉弦滑数，舌红，以牡蛎泽泻散加减治之：生牡蛎、泽泻各 12 克，天花粉、海藻、蜀漆各 9 克，葶苈子 6 克，活水芦根 30 克。

肾气虚证：肾气虚，不能下输膀胱，腹膨大按之软而不坚，脉象沉迟，或脉软弱，舌色淡白干燥，体温低，血压高，小便少，用瞿附通阳汤治之：瞿麦 9 克，淡附子 6 克，淮山药 9 克，茯苓 24 克，天花粉 6 克，车前子 9 克，淮牛膝 6 克，椒目 1.5 克，地骷髅 6 克。

水气病气分证：《金匮要略》水气篇曰：气分，心下坚，大如盘，边如旋杯，水饮所作。《诸病源候论》云：夫气分者，由水饮搏于气，结聚所成，气之流行，常无壅滞，若有停积，水饮搏于气，则气分结而往，气血不通利，则水亦不通利而尿少，尿少则腹中水渐积而为胀，气分心下坚大而病发于上，用桂甘姜草枣麻辛附子汤主之，阴阳相得，大气一转，其气乃散。桂枝 6 克，生姜 6 克，炙甘草 3 克，红枣 4 只，生麻黄 3 克，细辛 1.5 克，淡附子 6 克。

水病血分证：《金匮要略》水气篇曰：妇人经水不通，则为水，名曰血分。《医宗说约》云：血分症，妇人经水先断，而后四肢肿满，小便不通，以通经为主。《傅青主女科》曰：产后恶露不净，停留胞络，致令浮肿，宜服调经散，则血行而肿消。没药、琥珀、肉桂、赤芍、当归各 3 克，先另研没药及另研琥珀，后研三味，研细后和匀，每次吞服 1.5 克，用姜汁少许及老酒炖温吞服。

妊娠水肿：《妇人良方》曰：每至怀孕五月，肢体倦怠，饮食无味，先两足肿，渐至遍身，后及头面，此乃妇人有水气而成胎，以天仙藤散治之：天仙藤、香附、陈皮、甘草、乌药、生姜、木瓜、苏叶各 6 克，水煎服。

阴水证：其肿常自四肢或两足开始，渐至胸腹，而延头面，最后导致全身浮肿，脉多沉迟，舌色淡白，身凉不渴，小便色白短少，大便溏薄。用真武汤加路路通治之。淡附子 6 克，白术 12 克，白芍 6 克，干姜 6 克，茯苓 30 克，路路通 30 克。

元阳不足寒饮侵肺，肺气不得通调，先喘后肿，是《金匮》溢饮症也，有咳逆倚息及全身肿胀症，以小青龙汤加黑锡丹、茯苓皮、泽泻治之：生麻黄 1.5 克，桂枝 6 克，白芍 3 克，炙甘草 3 克，干姜 3 克，细辛 0.9 克，五味子 1.5 克，姜半夏 6 克，黑锡丹 3 克，茯苓皮 15 克，泽泻 9 克。

因命门火衰，面白失华，脉沉，舌淡，动则气喘急，小便癃闭，四肢冷，有成尿毒症危险，急进济生肾气汤加玉壶丹温补真火，以煦三焦，使气化通调，小便通行。大熟地 24 克，丹皮 6 克，茯苓 24 克，泽泻 9 克，山萸肉 9 克，淮山药 9 克，车前子 9 克，牛膝 9 克，玉桂 6 克，淡附子 3 克，扁鹊玉壶丹（吞）6 克。

尿毒症水肿：水肿日久，服攻下药太多，元气大伤，全身浮肿，气喘急，烦躁，脉促不宁，舌质淡白，无热度，胃呆不进食，呕逆，小便癃闭。此乃肾功能丧失，尿毒内攻，元阳欲脱危症，急进茯苓四逆汤加黑锡丹，强心排尿救脱。茯苓 24 克，别直参 6 克（或用西潞党参 24 克亦可），淡附子 6 克，炙甘草 6 克，干姜 3 克，黑锡丹（包煎）6 克。

疮毒内闭证：因血分蕴有瘀热湿毒，外发疥疮，误用毒药外敷，疮隐毒陷，毒药被吸入内，伤及于肾，使肾脏发炎，全身浮肿，小便癃闭，气促，舌红苔黄粘，脉象沉弦。以麻黄连翘赤小豆汤治之。生麻黄 6 克，连翘 9 克，杜赤小豆 15 克，苦杏仁 9 克，桑白皮 15 克，生甘草 3 克，生姜 6 克，红枣 4 只。

久病低热审因论治

临床常遇低热病人，久服中药与西药稀效者甚多，一般治疗，大概好用两种方法，一苦寒或甘寒药退热，二用滋补气血论治。岂知人身主要在阴阳水火平衡，才能健康无病，治病方法要根据《内经》所云“伏其所主，先其所因”的原理审因论治，同病异治。

1. 因外感风寒邪陷成低热

症状：形寒体倦，胸腹满闷，面容微黄，略有黯滞色，脉象沉迟，舌质淡红，苔白滑，头眩胀痛，或微有咳嗽，或见腹痛泄泻。

治疗：升麻葛根汤合香苏散。

升麻9克　葛根9克　白芍9克　炙甘草3克　香附6克　苏叶6克　橘红3克

按：风寒内陷为其成病原因，大概因高热时，只用降热药治疗，未治患者兼症、夹症，致使气陷湿滞留邪，成低热病症。用升麻葛根汤升举清气，调和肝脾，香附、苏叶、橘红、甘草（是香苏散）调滞气，解风寒陷邪。二方合一，使陷邪散，气血调，体温自然恢复正常。

2. 因外感暑湿邪陷成低热

症状：烦躁不宁，舌苔黄粘，欲呕，肢体痠麻，纳钝，溲赤，胸膈满闷。

治疗：五叶二根汤合甘露消毒丹。

人参叶9克　藿香叶6克　佩兰叶6克　淡竹叶9克　白茅根15克　活水芦根30克　甘露消毒丹（吞）9克　紫苏叶6克

按：外感暑湿之邪，从口鼻吸入，由气分入血分，近乎中暑留邪之类成低热症。皆因初起不慎饮食油粘，生冷瓜果，使所受暑湿之邪不清，内陷而成低热，治疗需清透暑湿陷邪，解表，清里。用人参叶清暑热养气液；藿香叶清暑湿，调气机，和肠胃；紫苏叶调气机发汗，驱寒邪逐暑湿；佩兰叶疏化湿浊，宽胸膈；淡竹叶清心肺伏热，透达暑热伏邪；白茅根补虚养阴，凉血清热；活水芦根透达伏热，清肺胃暑热伏邪；甘露消毒丹清暑湿热邪，以消伏邪低热。全方清理三焦，以除暑湿留邪的低热病根。

3. 因脾阳不足无力运化湿滞成低热

症状：面容萎黄，胸腹满闷，食量稀少，食后满闷不适，脉迟，舌淡，苔薄白粘，或舌质淡红无苔，四肢不暖，大便或秘或溏。

治疗：六神汤加石菖蒲。

西党参 9 克　白术 9 克　茯苓 9 克　炙甘草 3 克　白扁豆 9 克　淮山药 12 克　石菖蒲 3 克

按：此方以参、术、苓、甘补中气，健运脾胃，以培本为主；加白扁豆和中清暑，养肺胃元气；淮山药补中益气，养脾肾之气。方名六神，是退虚热效方，增加石菖蒲宣达阳气，能通九窍，搜逐伏邪余热，协助补脾肺药，疏通中焦。

4. 因肾阳不足，不能温煦三焦，脾失温暖，运化无力成低热

症状：身热肢冷，便溏腹满，腰瘦肢软，脉沉无力。

治疗：附子理中汤。

熟附子 6 克　西党参 9 克　炒冬术 9 克　干姜 3 克　炙甘草 6 克

按：附子理中汤是脾肾并补之方，能温暖三焦之气，使脾肾恢复气化功能，水火升降既济，低热自然退尽。

5. 因阴虚津液内耗成低热

症状：形瘦，手心灼热，烦躁，夜梦，失眠，唇红，舌赤无苔，脉滑，或脉细数，食量少，头胀痛，大便干燥，午后低热，或有微咳无痰。

治疗：三合散。

北沙参9克　麦冬9克　五味子1.5克　桑白皮9克　地骨皮9克　生甘草9克　生米仁12克　银柴胡9克　生白芍9克　枳壳3克

按：三合散是我临床实践经验方。用千金方生脉散养肺胃阴液；用钱仲阳泻白散，清骨蒸内热，该方原有粳米换米仁清肺胃驱伏湿；用仲景方四逆去柴胡加银柴胡，清热凉血，退骨蒸劳热。三个散方合成一个复方，能滋养阴液，退骨蒸，除低热。

6. 因瘀血内积成低热

症状：面容黯滞，舌质淡红，舌边有青紫痕点，或舌中有小块青紫块痕，胸腹胁肋隐痛，肢麻，头眩痛，或妇女月经停闭，或患胃痛胸痹，心悸，脉象沉涩，夜热早凉。

治疗：血府逐瘀汤。

当归9克　大生地9克　桃仁12克　红花9克　枳壳6克　赤芍6克　柴胡3克　生甘草6克　桔梗4.5克　川芎3.5克　淮牛膝9克

按：此是王清任《医林改错》方，用四物汤合桃仁、红花活血去瘀为主；枳壳、柴胡、甘草合赤芍是四逆散，开郁调气，加桔梗开胸膈止痛，淮牛膝流通气血，能除寒湿，入于经络能引头脑之热下降；桔梗与牛膝配伍，一升一降，使中焦瘀结可开，低热消除。

7. 因郁气积滞成低热

症状：秉性善怒，抑郁不乐，胸腹胀痛，呕逆，食少，或得食欲呕，脉象沉涩，舌质淡红，苔色白糙或黄粘，夜热早凉，睡眠多梦，惊悸不宁。

治疗：越鞠丸改汤合四逆散。

苍术 6 克　川芎 3 克　香附 9 克　焦山栀 9 克　六曲 9 克　柴胡 9 克　枳壳 6 克　白芍 9 克　生甘草 3 克

按：越鞠丸治气郁、血郁、湿郁、食郁、火郁，合四逆散治郁热不解。全方达伏邪，开闭结，能驱逐外感夹郁气内陷成低热，疗效较好。

8. 手术后低热

凡因各种内科性外科病手术后患低热者，应分别施治：

（1）因出血过多，血虚成低热者，症见容易疲劳，纳食稀少，或有胀满。

治疗：调养气血，和脾胃。归芍异功散加玫瑰花。

当归 9 克　白芍 9 克　西党参 9 克　冬术 9 克　茯苓 9 克　炙甘草 3 克　陈皮 6 克　玫瑰花 9 克

（2）因手术后留瘀为患成低热，症见腹胁刺痛，烦躁易怒，食后腹胀。

治疗：四物汤加逐瘀药。

当归 9 克　赤芍 9 克　大熟地 12 克　川芎 3 克　红花 6 克　没药 3 克　三棱 9 克　延胡索 9 克　血竭粉（吞）3 克

按：血虚患低热，用归芍异功散调补气血，加玫瑰花能和血行血，理气破积，开胃和肝。

第二方四物汤，用赤芍养血去瘀，加红花、没药破血止痛，消瘀生肌；三棱消积聚块破瘀活血；延胡索消瘀止痛；血竭治伤止痛破瘀。全方以去瘀生新为目的，使气血流通，低热自退。

【两点补充】

(1) 凡是元气足，精力旺的人，一受外邪，必发高热，这是正气抗邪的表现；若因气郁、血瘀、食积的内伤，必大痛、大胀，这是病人抗病能力强的表现。反之，如元气虚弱，抗病能力不足，虽受外邪，发热亦不高（最高38度），患积滞内伤，亦只小痛小胀，久延不痊。说明高热是实证，低热多虚证或虚中夹实，这是辨证要点。

(2) 一般高热症防邪闭，低热症防久延成劳。医者大都注重治高热；对低热留邪，往往误认为体虚，只考虑虚的一面，不考虑到实的一面，以致体虚病实或虚中夹实的病人，低热起伏，缠绵不已，都得不到很好的治疗。我认为治低热也要辨病人的体质虚实，邪留的多少，病因是内伤还是外感。要保持病人原有的精神气血津液，使不应留着的外邪（风、寒、湿、热）、内邪（瘀血、痰食、气郁）尽快解除；特别是把调整阴阳，疏通气血，作为治疗低热的要点。

麻疹证治

【麻疹病名】

麻疹病名，各地不同。上海、南京、镇江叫做痧子；宁波、绍兴名为瘄子；杭州呼为麻疹。病名虽异，病症则同，应以法定传染病——麻疹为正式病名。

【麻疹病因】

北宋钱仲阳著《小儿药证直诀》，认为麻疹是胎毒，受时感引发，小儿在母腹食母五脏血秽，伏于命门，若遇天行时热，或乳食所伤，或惊恐所触，则其毒当出。明代翁仲仁《痘疹金镜录》，他著《麻疹赋》曰：麻疹虽胎毒，多带时行，气候暄热，传染而成。这是认为麻疹属于胎毒，受时感引动所发。明代《万氏家传痘疹心法》中的痘疹碎金赋认为：麻疹亦胎毒所发，因疫疠而后成。清代《张氏医通》指出：麻疹是肺胃二经蕴热所致，小儿居多，大人亦时有之，亦是时气传染之类。这是认为外感邪入肺胃引动蕴热。清代夏禹铸《幼科铁镜》云：麻疹乃大肠主之，毒气蒸肺故发咳嗽，其候高热。近人恽铁樵《保赤全书》云麻疹是先天病毒所致。近人何廉臣认为麻疹是胎毒内藏，待外感引诱而发。长春从临床实验的观察，亦认为麻疹与先天之伏毒有关，受时令外感或疫疠引发。

【麻疹顺证】

初起身热烦闷，咳呛、鼻塞、喷嚏，面目浮肿，腮赤，目有水红光，咽痛气急不甚，指尖时冷等肺经症状，神识清醒，睡眠安定，身热有汗，大小便通畅，麻疹点先从头部背部发起者，一二日见点者轻，三五日见点者重。见点而周身匀朗，疹色鲜润，疹形高突，颗粒分明者，为吉。如初起见点后，一日三潮，潮则热势盛而烦躁加，逾时方退，三日共作九潮，麻疹已齐透，然后徐徐回退，为顺证。

按：麻疹为阳证，其气色要红活，尤其脸部、两颧更以红活赤色为吉，其脉象右手脉要洪大有力，或见浮数、浮洪、浮缓为吉，其舌质要见红赤有液，柔软伸缩如常，苔色见白邪在卫分，见黄苔邪在气分，这都是阳证顺证佳象。

【麻疹逆证】

麻疹透发不顺，如透后即没，或初起壮热无汗，麻疹不透，烦躁神蒙，疹点细碎平塌，其色晦滞淡白，模糊一片，既出不潮，倏热隐没；亦有闭闷而不能发出，喘息昏闷者，此为时感麻疹之逆证。

亦有麻疹虽外发，身热不除，致咽哑龈腐，喘急腹胀，下痢不食，烦躁昏沉，皆属里证不清之逆证。

亦有温毒发麻疹，则较时感风热麻疹为尤重，有二三日而方透者，有四五日而终未透者，或身肢虽达，而头面不透，咳声不扬，喘逆气粗，闷伏危殆者，又有一现即回，旋增喘逆，狂躁闷乱，谓之隐早者，更有痧虽外达，而色红紫滞，或目封或眦赤，谵语神昏，便秘腹痛，或便泄无度，皆热盛毒深之象，都属危险逆证。

麻疹为阳毒，故发现于阳部先见手面，面部不见者，俗名白面麻疹，亦有叫白面痞，为麻疹中最凶险症。若渐出而渐收者，其势虽轻而热尚未平，须防喘急，乃因有麻疹毒陷或喘逆危险。

以上所见逆证，皆危险，宜视病体强弱、火毒轻重辨证救治。

【麻疹闭证】

麻疹在透发时，突然隐伏，谓之闭证，必须详察病状，辨别原因，施以不同疗法。

1. 寒闭　因麻疹见点时，不避风寒，故酿成寒闭，皮肤色白干燥无汗，四肢厥冷，身不发热，而反内攻，烦躁腹痛，痰喘气急，亦有壮热无汗，皮肤干燥，因风寒壅滞难出，多成内攻之候，脉象沉弦，舌苔白滑，或见头痛，宜进开达解表，以麻黄为主表解，麻疹外达可转危为安。

2. 热闭　麻疹透发期，适逢炎热夏季，覆盖过暖，暑气闷蒸，身热无汗，皮肤雪白干燥，面容紫黯，脉象沉数，舌红苔黄干燥，便秘溲少，麻疹隐闭。宜用辛凉透达，以生石膏为主药，或进紫雪丹以治烦躁不宁，使伏热外达，麻疹重现，可化险为夷。

3. 食闭　麻疹见点透发期，误食坚硬不消化食物，或生冷之物，阻碍气机升降，食物停滞不化，发生烦躁不宁，脘满腹痛，气逆欲呕，皮肤干燥色白，麻疹隐闭。若食积化热者，其舌苔黄腻根部厚，唇焦，脉数。若因寒食积滞未化者，舌苔白厚腻，舌根白苔更见厚腻粘，面色必萎黄，神情困乏，麻疹积食闭伏，有热似火中加炭，其内火更盛，麻疹隐闭，势必内攻，其病象更加危险。若大便秘者，重者透达药中加入大黄釜底抽薪，腑气通食滞去，反能透达，仿古人大柴胡汤，或凉膈散之义，表里双解。同时问明所停何物，佐以解食滞药，因肉食闭者用山楂肉消之，因面麦积以麦芽消之，饮食米粉积用六曲消之，芋艿或番薯积者，用枳壳、青木香消之，因油煎停闭可用生萝卜汁或萝卜子消之。一般食积便秘不壮热可用白蜜冲汁润之，或用陆氏润字丸（大黄、半夏、前胡、山楂肉、天花粉、冬术、陈皮、枳实、槟榔共研细末用生姜汁、六曲打糊为丸）消食通腑。食闭病症，各种积滞不同，初起可用炒盐汤探吐，以宿食吐出胸膈宽畅，上能得汗，下能二便畅调。有吐后麻疹即透发者，此是肺胃升降之气流动，毛窍亦开。

4. 痰闭　麻疹因痰闭伏证，亦常遇之，因素体有痰，或因在未出麻疹前食油粘酿痰，因发热而痰蒙，狂躁不宁以手抓胸，气逆欲呕，皮肤色白，麻疹隐闭，大便或闭或溏，或有涎沫夹在粪中，脉滑，舌边红，苔白滑，或黄滑粘，咽喉有痰鸣声，宜用淡竹沥加入生姜汁灌之，或用鲜石菖蒲汁化痰开窍，或用生萝卜汁灌之，导痰催吐最为捷法，无萝卜汁用萝卜子研碎用开水调服取吐亦妙，若咽喉被痰火闭塞嘶鸣，声音不扬，可用瓜蒌皮、射干、马兜铃等，清宣肺气，使肺气开达，麻疹闭伏亦起。

【麻疹变证】

1. 喘逆鼻扇　麻疹变喘逆鼻扇，是因麻疹透发未尽早回，毒陷肺脏，首先察其津液润涸，毒邪重轻，有无痰闭，分别邪陷与元脱，邪陷以宣肺达邪为主，元脱以养阴救肺顾本。

2. 牙疳　麻疹并发牙疳，俗名谓之走马牙疳，口腔内腐烂，能够将面颊内肉都烂掉，秽气喷出剧臭，有生命危险，治方以解毒为主，清肝胃火为辅。

3. 泻利　麻疹并发泄利，其病吉凶不同，有的毒从下行，是肺热下移大肠，头面麻疹透齐，神志清楚，气平静，是为顺证。若面白麻疹，两颧麻疹不起，又见肢冷泄利，是元神不足毒陷脱证，虽用温补救脱变法，恐难挽救，这是关系元气存亡之大问题，必须详辨，也有热毒重下陷不治，处方勉以养阴救液。

【麻疹后遗症】

1. 哮喘　因麻疹后肺脏火毒未尽，误进荤油腻补，使痰热闭伏，成哮喘症，或咳喘症甚多，疗法虽有清肺豁痰通肺，但很难根治。

2. 耳疳出脓　宜解毒兼清肾火。

3. 麻疹后遗症变肺痨　因麻疹发热过久，阴液消耗或因表散过剂，气液并伤，使毒火逗留，成骨蒸潮热，并常有痰血咳嗽之类肺痨症状，临床宜辨留邪与伤阴深浅，作不同疗法。

【麻疹治法】

治疗麻疹，需随四时气候变化而异，首先辨其为风温引诱而发，还是因湿温、因暑热、因燥热、因伏邪的引诱而发，解其麻疹之毒，仍以时感法清其源，同时治麻疹必须通晓温热学派的学说，亦须分辨三焦用药，治上焦药宜辛凉，中焦药宜苦辛寒，下焦药宜用苦寒。治上焦药气味宜轻，以肺主气，皮毛属肺之合，外邪宜辛胜，里热甚宜苦胜；中焦药以苦辛寒凉为宜，因阳明经为多血之经，麻疹火毒初以苦寒为清，日久津液消耗，兼佐甘寒；下焦药以咸苦为主。若热毒下注成痢，不必咸以软坚，但取苦味清热坚肠。

清代宁波治痻（麻疹）名医郑卜年著《郑氏痻略》，他认为治痻方法，注重升降二字，在透发三日内用药以升提为主，五日内外，宜用降性药味，如手足尖未到，或颗粒不明，若误用降性之药，其毒未透，反攻于内，致变症百出，如将回未回之时，宁可停药而待变症发现，随症治之。初发之时，用升散透肌，收后喜凉恶热，可重用生石膏、生黄芩，然要察病体虚实施治，这是专科医生用药经验，值得研究。

治麻疹专科之书所言多系治一般性麻疹，用药升提苦降为主要，若遇时感温毒疫气传染之麻疹，必察毒疠重轻，用药要按时令变化，这是治麻疹从常从变两大法门总诀。

【药方】

1. 防风解毒汤　为王晋三《古方选注》方（防风，荆芥，生石膏，知母，薄荷，牛蒡子，连翘，通草，淡竹叶，枳壳，桔梗，生甘草），辛凉开达，宣气疏肺，透疹解毒。

2. 缪氏竹叶石膏汤　为缪仲淳方（鲜竹叶，生石膏，薄荷，荆芥，蝉衣，牛蒡子，葛根，知母，麦冬，生甘草，玄参，西河柳，粳米），治温毒麻疹，热毒炽盛壅肺，逆传心包，咳喘烦闷，躁乱狂越。此汤解肌发汗，清营透毒，表里并治，应用时可适当加减。

3. 新加麻杏石甘汤　为何廉臣《重订广温热论》方［麻黄，苦杏仁，生石膏，生甘草，连翘，牛蒡子，薄荷，浙贝母，黄芩，桔梗，通草，水牛角（代犀牛角），活水芦根］，治温毒麻疹，毒入血分，烦躁、喘逆（是麻疹变肺炎）及麻疹热闭隐伏，昏谵，舌绛赤，脉沉数，此方能清热解毒透达麻疹。

以上三方为治外感温毒麻疹有效方。

4. 宣毒发表汤　为《医宗金鉴·痘疹心法要诀》

方（升麻，葛根，前胡，桔梗，枳壳，荆芥，防风，薄荷，木通，连翘，牛蒡子，淡竹叶，生甘草），治一般性麻疹初起以透达为主，使麻疹之毒从毛窍外达，透达尤佳。

按：此方用升麻、葛根、桔梗，这三味药宜慎用，虽然麻疹宜透达，但须慎防引起喘逆，主要察看舌质，若淡红色或红润有液，呼吸平静，有涕不干燥，是肺气通调，津液未亏，可以用提升药方。若呼吸不平，舌色深红者，忌用此方，宜随症加减，不宜呆搬成方。

5. 银翘散　为吴鞠通《温病条辨》方（银花，连翘，淡竹叶，牛蒡子，活水芦根，生甘草，荆芥，薄荷，桔梗，淡豆豉），治麻疹初起，兼夹外感温热，能透达解肌，对舌红口干，烦躁身热，麻疹见点，皮肤红赤乏汗，此方能增强抗病达邪，为热体出麻疹良方，但用此方亦宜辨证，随不同见症，适当加减。

6. 葛根芩连汤　为《伤寒论》方（葛根，黄连，黄芩，生甘草），治麻疹热迫下利，舌赤苔黄，身热，脉数，是肺热下陷大肠，此方既能透达麻疹，又能止泻，具清热解毒之妙。

7. 竹叶石膏汤加减方　药用鲜淡竹叶、生石膏、玄参、生甘草、生苡仁、天花粉、黄芩、麦冬，治麻疹回后，身热，脉数，舌深红苔黄燥，此方是治麻疹降药。

8. 泻白散加减方　药用（桑白皮、地骨皮、生苡仁、生甘草、黄芩、活水芦根，治麻疹回后，肌瘦灼热，咳嗽咽干，脉滑，舌红苔黄，此方能清肺退蒸热。

以上二方为麻疹善后良方。

【单方】

1. 赤柽甘露饮(《缪松心医案》方) 西河柳12克煎汁，冲入甘蔗浆一杯隔水燉温服之，能透达麻疹，兼润肺燥。

2. 蜜糖饮子（广州《杏林医学特刊》向奎垣验方）治区姓孩子麻疹大热大毒，头面四肢及舌皆黑色，音嘶，用生白蜜冲开水饮之，舌转红黑苔退，声音开，连服十天，麻疹完全治愈。

3. 甜酒酿子 长春用此单方，治麻疹不起，面现白色，宁波人呼为白面痦，用酒酿榨汁将酒酿渣开水煎汁冲酒酿汁灌服，用被覆盖而睡，酒酿甘温能使四肢温和，脾胃元气外达，麻疹透达面皾即转红赤，治白面麻疹有捷效。

4. 白茅根饮子（仿张锡纯《医学衷中参西录》第五期方法） 取白茅根120克煎汁饮，辛凉透达麻疹，既能解表透麻疹，又能解毒利尿，使火毒从下降，同时味甘甜能生液养胃，是中草药之珍品，可作麻疹调理良药，有滋养肺胃津液之效。

【麻疹护理】

麻疹属阳，是火毒内蕴证，初起发热尤高尤佳，因热盛伏毒能透达，切忌冒风及早用退热凉药，以免麻疹不能外出，我治小儿初起发热，见有面红咳嗽，手指尖冷，防其出麻疹预先防备，令小儿避风卧于床中，暖盖覆取微汗，使全身暖热，麻疹能透发，大忌冒风受凉，致麻疹内闭成逆证，又初起食坚硬不化之物，容易成食积，将回时亦宜避风，切勿大意，因麻疹未透发尽，后患无穷。

万密斋曰：麻疹初收（即初回之义）要避风寒，勿食油煎炒荤腥酸咸之物，宜淡滋味。若食荤太早，外毒虽减，内毒复萌，再出者亦有之。

郑卜年曰：凡出麻疹，宜避一切秽恶气，及远行劳汗气，腋下狐臭气，房事淫秽气，误烧头发气，鸡毛、鱼骨烧焦臭气，羊肉膻气，葱、蒜、韭菜浊气，妇女经水来潮血腥气，硫磺蚊烟气，厕舍秽臭气，凡感受秽浊之气，轻者作痛作痒，重者痒塌搔抓，以致躁乱烦闷而病势转危。

出麻疹最宜淡食，淡者肺气清，且不凝涩血脉，得小便通调，麻疹自然易出。若食酸则敛肺，食甜则生热，食辣则助火，食咸则涩脉，凡食五味太过，必致变端，此外一切油腻鱼腥水果生冷及芋艿、栗子闭气之物，在出麻疹月内务须禁绝，至于鸡肉、羊肉、河鱼、虾、蟹等物在出麻疹四十九天内必须忌食之，凡一切禁忌，能忌一百天更妙，补药与补食亦能助火留病，也要禁忌，勿可大意。

【治案举例】

（一）麻疹顺证验案

钱姓女孩，年龄四岁，感受时行风温，发热二日，咳嗽，潮热，喷嚏，目睛微赤，皮肤隐红，脉软，舌红苔黄，症象出麻疹，拟透达为先。药用：牛蒡子，浙贝，前胡，连翘，蝉衣，淡豆豉，桔梗，葛根。

复诊：麻疹微微见点，咳嗽，大便溏薄，脉数，舌红苔薄白，再用宣达透发。药用：蝉衣，浙贝，鲜竹叶，连翘，葛根，银花，薄荷，荆芥，益元散。

三诊：麻疹头面四肢皆齐，鲜红密布，惟胸背欠多，微咳便溏，舌红绛苔薄白，脉数，用苦寒清之。药用：葛根，黄连，黄芩，生甘草，银花，连翘，苦桔梗，牛蒡子，玄参。

四诊：麻疹透发全齐，舌赤绛，脉数，大便秘，小溲少，微咳，口渴，麻疹之邪已经透达，可用清降肺胃燥火法。药用：鲜竹叶，生石膏，知母，生甘草，银花，黄芩，玄参，连翘，鲜石斛，紫草。

五诊：舌赤稍润，脉滑，目眵，寐安，口干，潮热减轻，以清降肺胃余热。药用：鲜石斛，银花，玄参，生甘草，白前，知母，生石膏，粳米，桑白皮，地骨皮。服此方后热退、眵清、胃醒，停药。

（二）时行麻疹逆证验案

吴姓男孩，年龄八岁，感受时令不正之气发生麻疹，肺肠热炽，麻疹回，音哑，腹痛肢冷，大便秘八日未解，小溲少，齿黑，口气秽臭，烦躁不宁，脉缓，舌绛焦黑，痞毒内陷，血分热炽肢反冷，用解毒清下法。药用：麦冬，玄参，鲜生地，生大黄，元明粉，生甘草，紫草。

二诊：昨下大便一次，热势稍减，腹痛未已，口渴思饮，肢温和，脉弦数，舌红糙，咳嗽音哑，耳烂，以重剂降解。药用：黄连，黄芩，生石膏，知母，生甘草，生大黄，玄参，元明粉。

三诊：脉缓，舌红根糙，咳嗽音哑，腹痛，胃呆，齿黑已退，耳烂未痊，用苦寒甘寒合剂，清解痦毒。药用：银花，生甘草，天花粉，生石膏，射干，知母，黄芩，黄连，白前，桑白皮。

四诊：声音稍扬，咳嗽，口气秽臭，脉滑，舌红润，拟清肺开闭。药用：麻黄，苦杏仁，生石膏，生甘草，黄芩，天花粉，瓜蒌皮，玄参，麦冬，黄连。服后音扬，咳嗽腹痛，再进泻白散加减，清解肺肠余热，兼佐杀虫方二剂病愈。

按：此症是里邪重火毒盛，故先进增液承气汤加紫草下剂；初诊脉缓，是元神不足，下后反见脉弦数，是毒邪外达，仍用下剂；四诊用麻杏石甘清肺，是先其所急，釜底抽薪，急下存阴，不拘治麻疹通套法。

（三）麻疹误药坏症验案

徐姓男孩，年龄八岁，痦点未现，先有腹痛，误认痧气，妄以痧药取嚏，并服温燥药逐秽，以致热药伤肺，劫津化燥，痦出面颧皆全，毒火上攻，气喘不咳，目赤眵封，沉迷谵语，烦躁不宁，协热下利，渴饮腹痛，脉象洪数，舌绛中裂干燥，误药坏症，治以解毒救液润燥。药用：活水芦根，生石膏，知母，生甘草，银花，黄芩，黄连，玄参，紫草，连翘，鲜生地，紫雪丹。

二诊：舌红糙苔黄，脉洪数，腹痛便泻，呼吸气粗，口干咳嗽，壮热目赤，仍用解毒方法。药用：活水芦根，生石膏，知母，生甘草，银花，黄芩，黄连，牛蒡子，鲜生地，鲜石斛，地丁草，紫金锭。

三诊：脉象滑数，舌质红润，边苔薄黄，咳嗽，泻止溲少，口干稍润，腹痛止，目赤退，瘖点渐隐，病势将愈，可以减轻治剂。药用：玄参，麦冬，鲜生地，玉泉散，黄芩，知母，连翘，银花，白前，天花粉，瓜蒌仁，活水芦根。

四诊：舌红，脉滑数，便泻黑色酱粪，口渴潮热气急皆愈，目赤未退，肌肤瘖点色淡，用清化痰火法。药用：生石膏，知母，生甘草，桑白皮，地骨皮，紫草，玄参，黄芩，川贝，竹沥，活水芦根，牛蒡子，瓜蒌皮。服此方后，瘖回热清药停。

（四）麻疹冒风喘泻验案

凌姓男孩，年龄五岁，先腹痛，继出麻疹见点已透，复感风邪，转为喘泻，麻疹已透，表邪未清，潮热咳嗽，气逆喘促，鼻翼扇张，泄泻清水，溲短，脉数，舌红苔白，乃寒包火证，疗法升清解表，化毒清热。药用：葛根，黄连，黄芩，生甘草，防风，鲜荷叶，茯苓，泽泻，银花炭。

二诊：瘖点发透，泄泻已止，小溲清长，脉象弦数，舌红绛糙，壮热唇焦，气促鼻扇，此风邪已解，麻疹亦透，可以专用清法。药用：玄参，生石膏，知母，生甘草，黄芩，银花，桑白皮，地骨皮，牛蒡子，白前，活水芦根。

服药后，热退病愈。治麻疹初起冒风触寒瘖陷伏转泻，必须升提外透，苦寒坚肠分利水道，使麻疹之邪上达，见壮热气促鼻扇，是下陷之邪上达，麻疹亦透齐，用白虎汤加减清解见效，此症因麻疹出时冒风闭陷，与一般温毒喘逆肺炎不同。

（五）白面麻疹险症验案

姚姓男孩，年龄三岁，出时行麻疹二日，胸背麻疹点色淡大红活，面部两颧疹点未起，两足冰冷，微有咳嗽气逆，泄泻，脉象滑数，手关纹色淡，舌色淡红，此因元阳不足，冒风麻疹内陷成白面麻疹（宁波病名白面瘖）恶候，盖颧为瘖门，必使面颧瘖起，病能脱险，急进辛温药合甘温酒酿同进，冀其泻止瘖起，色转红润则吉。药用：生麻黄，桂枝，赤芍，生甘草，葛根，防风，麦芽，苏叶，橘红，甜酒酿。

二诊：面颧及足面瘖点已起，咳嗽不畅，泄泻止，软粪未实，脉滑，舌润苔白薄，拟升举透瘖，兼分利实脾。药用：麻黄，桂枝，升麻，葛根，赤芍，炙甘草，陈皮，猪苓，泽泻，茯苓。

三诊：面颧瘖已出透，胸腹部分瘖点已回，卫阳不固，稍受感冒，流涕咳嗽，脉滑，舌润，苔薄白，拟清宣肺气。药用：苏梗，防风，桑叶，苦杏仁，苡仁，橘红，甘草，前胡，旋覆花，茯苓。

四诊：瘖回，大便实，神倦，咳嗽，脉缓，舌色红润，以清肺气和脾胃方善后。

此案乃小孩秉体元阳不足，与温毒麻疹不同，故治法以辛温透达，佐甘温酒酿扶元阳透达麻疹（瘖）而见效。

用开胃药也要辨证审因

常见一般处方，见病人胃纳不佳，用些川石斛、谷芽、麦芽，作为开胃药。岂知胃纳不好，必有原因，去其病因，其病自瘥，胃纳亦随之增加。辨证施治如下：

（1）凡觉胸闷噫气，得食腹胀，面容黯滞，是湿困中焦，必须开郁消滞，使肝气疏达，脾胃运化，湿化食消，治法用四逆散（柴胡，枳壳，白芍，甘草）、平胃散（厚朴，苍术，青皮，甘草）、越鞠丸改汤（香附，苍术，川芎，六曲，焦山栀）等方，去掉重复及不适用的药味，增加对病体需要之药，便能达到开胃进食的目的。

（2）若形瘦，舌绛，干燥无津液，胸痹胀痛嘈杂，或见干咳，大便干燥似羊粪，胃呆不进食，脉象细数，或下午有蒸热，此乃胃阴不足，血分有郁热。治法以养胃阴、凉血清热为主，使内热除，津液生，其胃自苏。以三才汤（天冬，生地，北沙参）、生脉散（西党参，麦冬，五味子）、叶天士养胃汤（北沙参，麦冬，生玉竹，生白扁豆，生甘草，冬桑叶）及梨汁、甘蔗汁、鲜石斛治之。这些清热开胃妙品可按病人体质对症加减选用。

（3）若因脾失健运，命门火衰，不能进食，必见面容苍白，或萎黄，得食腹胀，大便溏薄，小便清长，脉迟，或脉沉，必须温暖命门，使脾得温煦，能传送运化，胃苏能食。疗法以肉桂、附子、白术、茯苓、白芍、干姜、吴茱萸、西党参等温药和之。脾肾阳气恢复，自然胃开能食。

（4）若因肠燥，大便秘结，而致胃呆，必见舌根苔黄糙，大便四至五天解一次，腹部胀满，口干噫气，因腑气不通，浊气上冲，有头痛不食，脉象沉数，可用生大黄、元明粉、生甘草（调胃承气汤）下之。浊降便解，胃纳能苏。

（5）有因肝火炽盛的影响，便燥胃呆，可用苦寒之品清火，用龙胆草、生白芍、蒲公英、胡黄连、竹茹、瓜蒌皮仁等。使肝平火降，胃纳能苏。

（6）有因久病羸瘦，气液并亏，肠胃积滞，舌见厚粘满铺，或黄白舌苔，按其脉，沉细无力，是脾失健运，宜用轻可去实法。孩儿参、无花果、玫瑰花、佛手花、厚朴花等味，拨动胃气，使厚粘舌苔退，胃苏能进流汁，病能渐瘥。

同病异治和异病同治

中医治病与西医不同者，西医以病名与化验为用药标准，中医以病人体质及受病原因为用药要旨。所受外感六气或内伤七情成病同，但病人体质有阳脏阴脏寒热燥湿之不同，地区有南北之分，性情有刚柔之别，工作有体力劳动和脑力劳动之相差，思想有开达和抑郁之各异，特别是受病原因不同，治法亦随之大有区别。譬如同一身热，有因受风寒而发热，有因受风温而发热，以及因受暑湿发热或因郁怒火升，有因食积痰积，有因疲劳，有患内痈，有因伏气晚发，必须详究病因论治，切忌见热用凉，当知病名同，病因异，应辨证论治，同病异治。

至于异病同治，其理由即在“治病求本”的基础上，以及从病人体质虚实，采取异病同治方法。譬如病人元阳虚，卫阳不固，容易感冒，咳嗽鼻塞，脾阳虚弱，容易停食，则腹痛泄泻。这两种病虽不同，一是呼吸系统疾病，一为消化系统疾病，但二者的病因都是由于元阳不足，故可同用保元汤（黄芪，党参，炙甘草，肉桂）温补元阳进行治疗。卫阳固，腠理密，毛窍开阖及时，抵抗力强，病邪不易侵袭，脾阳足，运化有力，肠胃消化吸收健全。病症虽不同，但病人体质虚弱相同，故可以异病同治取效。

又如实证，湿火上升，头痛牙痛，发热，口臭；或湿火下注，大便秘，小便赤，腹胀作痛。二症虽一上一下，病象不同，但同属湿火为患，湿热化火，热重湿轻，都可用凉膈散，表里双解，湿化火降，诸病皆愈。

治法医话二十八则

(一) 治外感症以解表为第一要义

治外感症，不管是风寒还是暑湿，总的方法以解表为第一要义，虽分别药性，以辛温治风寒、辛凉治温热暑湿，但总的疗法是逐邪外出，使表邪仍从表解。所以古人有言:“善治者治皮毛”，逐邪外出，不留病根，不使外邪内陷为首要。

临床实践证明，外感病必须从里达表，切忌见高热强遏，每逢天气变化，旧病复发或加重，若因复受新感所致，亦以透达为主。

（二）邪在气分可用益胃透汗，邪在血分可进清胃透汗

尝读叶氏《温热论》云：邪在气分，法宜益胃以化汗。《伤寒论》服桂枝汤后，令啜热稀粥以助汗。这都是取胃中水谷之气旺，能化汗驱邪，这是伤寒与温热从胃治法，用意相同。

愚意若邪入营血，可用清胃方法，待胃热清，元气振，邪从血分外出，转达气分，或从胃清，伏邪能化汗，使新感之邪与血分伏邪分离，便是转凶为吉，化险为夷的治法。

（三）治外感与内伤并病要分别虚实

外感症宜表散，内伤症宜疏补，此一般常规，外感与内伤并病，宜用和解。李东垣用补中益气汤，就是用升麻、柴胡、姜、枣治外感，参、术、芪、草治内伤，佐当归调血，橘皮和中，此是邪少虚多的治法。

后人制方，参苏饮用二陈汤和中为主，用苏叶、葛根、桔梗、前胡、姜、枣解表，枳壳、木香疏之，党参补中，虽外感夹内伤是虚中夹实，有气滞痰湿交困之象，不宜重补，宜和中达邪。从这两方大意，可以明了辨体质用药之重要。

至于内伤外感合病的治法，一般来说，内伤大致宜补养，外感宜疏散。内伤体夹外感宜分理。外感重于内伤者，则以外感为主，兼治内伤；内伤重于外感者，则以内伤为主，兼治外感。

以咳嗽为例，有需专治外感者，有需专治内伤者，有需外感内伤兼治者。如咳嗽初起，诊断是风寒犯肺，

应用辛温药表散，专去肺经之风寒，重则用麻黄汤，轻则用苏叶、防风、杏仁等，汗出邪达，咳嗽即解，此是专治外感法。

如肺虚久咳，兼见便溏腹痛，可用黄芪建中汤，补脾以益肺，此是培本治法。

若肺阴不足，久咳痰中带血，可用琼玉膏治之，此是金水兼滋，肺肾同治法。

若内伤体兼风寒外感之证，脉象弦紧，苔淡光滑，咳嗽气喘，寒热，宜用标本同治，如小青龙汤合贞元饮法，补肾纳气解表。

如肺阴不足，兼受外感风温，可用拙订清肺六二汤养肺胃阴液，清外感温热是顾本解表并治法。

其余各脏内伤外感同病甚多，临床注意辨治。

（四）治伏暑宜拨动气机疏通血络

伏暑为病，古书未曾明言至深秋而发者，始见于叶氏《临证指南医案》，霜未降者轻，霜既降者重，冬至后尤重，或竟存伏至来春始发者。由于秋暑过酷，冬令仍温，收藏之令不行，中气因太泄而伤，邪热因中虚而伏，其绵延淹滞，较《临证指南医案》所说更甚，调治之法尤难，非参、芪所能托，非芩、连所能清，惟借轻清灵通之品，缓缓拨醒其气机，疏透其血络为妥善治法，若稍一呆钝或猛浪，则非火闭即气脱矣。发表则汗不易出，过清则肢冷呕恶，直攻则便易溏泄，辛散则唇齿燥裂，此用药之难也。其为病也，竟有先痦次发疹，又次发斑，而病始轻者，亦有疹斑并发，又先便黑酱，次便红酱，终便淡黄粪，而热势始退者。王孟英所谓如剥蕉抽茧层出不穷，真阅历精深之言也。

按照缓缓拨醒其气机，疏透其血络，我临证常用鲜水芦根、白茅根、人参叶、益元散、大豆卷、鲜淡竹叶为主，酌加对症药，宣肺气用蝉衣、瓜蒌皮；开胃用无花果；平肝息风用钩藤、桑叶、白菊；凉血解毒用玄参、银花、蒲公英之类，合乎轻灵方义。

（五）治疟不善留邪有三害

王孟英尝说：治疟不善有三患：一，邪留肝络，则为疟母（现代所谓脾脏肿大）；二，留邪伤脾，变成疟臌；三，久疟损伤肾阴，成为疟劳。这都是医者不研究疟疾所感暑湿之邪的重轻，与本身秉体的寒热，兼夹痰湿，只知截疟，使邪无出路，从三阳经内陷入三阴经，损伤肝脾肾，变成难治症。

孟英善治外感化疟，主要在分清营卫气血及兼症、夹症，使真气不伤，邪从外达，无留邪为患。

孟英还说：临证必先辨其病属何因，继必察其体质何似，更当审其有无宿恙，然后权其先后之宜，方可用药，自然服药有效，而无后患。

（六）治食积成病要分辨有无表邪

消食之药，多消化与攻下之品。但首先要查明，有表邪者，宜用解表化滞法，表邪外达，食滞自然消化。亦要分辨病人秉体寒热燥湿之不同及阴脏阳脏之区别。寒体食积，赛如水中之冰；热体积食，好像炉中之炭。所以治食积，要问明所伤何物？寒食积如吃了寒性饮食物成病，消食药宜兼温化；古人泻寒积药用巴豆霜，取其温下。如吃了热性食物成病，应当用凉散药或清下药，我常用生萝卜汁，既能清热，又能化食，不药之药，最为适宜。没有鲜萝卜的时候，可用栀豉汤代替，另用生大黄、生甘草，用开水泡出汁，加入药内同服，效果颇为理想。

（七）外损病是因虚体外感误治所致

外损的病症，是内伤虚体，感受风寒暑湿成病，医生只顾体虚，一味呆补，不兼用驱逐病邪之药，使病邪得补反而牢固不出。或注重逐邪，专用克削攻泻药，大伤元气，肝肺胃内脏受损伤，不虚做成虚，非损造成损，这都是因误药造成损症，病名外损，是因外感留邪成损。

譬如伤风感冒咳嗽，是轻微的病症，不明白咳嗽是本身元气驱邪外出的道理，反而用成药止咳，留邪不出，成咳嗽久病，加以体虚，造成肺痿症，病在初起时，应用和解，仿古人用参苏饮方法，驱逐风寒，略兼补气养液之品同用，使外邪驱逐，真元不受损伤。

若受暑湿成病，感觉发热，胸满头眩，腹胀纳钝，先进炒盐泡汤探吐，去其胸膈热气痰涎，后用栀豉汤加鲜荷叶煎汁服，清解暑湿，能使病愈无后患。

凡治虚体病症，时时想到急病兼虚，要慎食荤腥油粘生冷，使内脏清洁为要。

（八）治慢性病要病人耐心勿躁

尝遇有许多病人，不肯忍耐，欲求速效，杂药乱投，使病症反而增重。《素问》说："静则神藏，躁则消亡。"大凡神经性的病，以及肝炎胃病，都要内脏安静，肝火不妄动，使精神内守，意志安宁，饮食有味，夜能安眠，自然病能渐瘥。

还有阴虚火炽的遗精，肝阳上升的头晕、头痛，亦要静心勿躁，才能逐渐向愈。

有阳痿早泄病症，尤其不能心急求速效，要听其自然，若服药求速效，妄图勉强纵欲，岂知精髓不足，勉强行房，反而早泄，即使成孕，亦不能保胎安宁，即使生育，孩子亦不健康，这都是因无耐心之害。

（九）对虚弱体患病治疗以和解为主

虚弱体患病治疗总则，须辨所患新病的原因，分清是内伤，还是外感，本身所患旧病，与这新病有什么连带关系，要将新感驱逐出去，不使内留，同时要保障元气，不受表散的影响。古人有和解治法，就是讲驱邪固本，表里兼顾的治法。

治虚体患者，必须注意保元气，逐病外出为首。还要注意用药，勿败胃，勿伤脾胃作泻，亦勿可呆补，使胸腹胀满，用药既要疏通气机，又做到不耗气，不伤液，轻可去实，拨动气机，同时要使患者精神安定，夜能安眠，缓以图治，虚损弱体，自然能病愈转强。

进一步说，久病患者，病型已乱，治疗应以调和脾胃为主，但有“健脾阳”、“和胃阴”之不同，必须检查从前起病原因，所服的药，损伤气液程度。伤气者治脾阳，伤液者养胃阴，同时还要检查目前病状与胃纳睡眠二便等情况，为治脾治胃的标准。

久病不痊，胃纳无味，可用所喜的食物诱之。治久病以扶元保胃气为主，要少用毒性药。伤于情志的病症，必须缓治，用轻剂芳香药调理。

（十）上下交病治其中

凡遇久病，脏腑气血都受损害，治宜辨其体质属阴属阳，分别阳虚治脾，阴虚治胃方法，使中气足胃纳强，诸病自然渐愈。若不顾脾胃，只知见病治病，发现一种病用上一种药，杂药乱投，病难好转，脾胃反败，症成不治者多矣！

李杲（东垣）治病，以脾为重，叶桂（天士）治病，调胃为先，能得治法纲要，百病皆愈，值得后人仿效。

譬如病人有泄泻遗精，头晕失眠，及肝炎胁痛，这就是上下交病，宜治其中。可用参苓白术散（西党参，白术，茯苓，炙甘草，淮山药，白扁豆，苡仁，莲子，陈皮，砂仁，桔梗），这方能治多种病，但以治中焦为主要。这就是中医治病，以整体为主道理。

（十一）致病因素皆因郁结，治病方法以开郁达闭

内伤病，以气郁、血滞、湿困、痰闭为主因；外感病，亦因先有内郁，后受外感，因患者气机郁滞，无力抵抗外邪以致成病。外科所患疮疖亦因气血瘀郁不流通成病。所以我认为无郁不成病，治病总方法，以流通气血为首要。

故用寒凉药退热，宜佐活血通络疏滞药一二味，以免热退湿遏，留邪为患。

（十二）开郁安神为治梦遗的主要方法

肾主闭藏，肝主疏泄。梦遗失精，病本在郁，郁则生火，使神不守舍，精从下漏。

青年在发育时犯手淫，最可怕。因他所遗之精，是秉承先天所来之精，中年交合所泄之精，是饮食水谷所化之精，是后天水谷精华所成，是日生之精，与先天秉受之精有天渊之别。治先天之精甚难，首先要戒妄想，忌烦躁，待内脏安定，神静气平，使精能固，只靠服药，效果甚微。所以手淫之害极大，父母要预先慎防。

（十三）临病人问所便也是治病一法

凡患慢性病服药久而无效者，可以问其所好，若对病无危害，不妨放松忌口。如水肿服药忌盐已久，人困倦，可以吃些咸味，引开胃口；病湿热症久，忌荤腥，可吃些鲜味，引开胃纳，能进食，病自然能瘥。刻板文章，严令忌口，反而有害。古人云“临病人问所便”是有理的。我根据此意，治愈许多久病。

病者服药，有起反应之事，亦须问明。若病人讲服某药要头眩作吐或吃了某药要失眠，我就依病人主张除去某药，亦是问所便的办法。这种神经性病症，合其意则和，违其意则逆。

（十四）治疗结核病用“保原有，去本无”方法

我治疗结核病，亦用“保原有，去本无”这个方法作治疗方针。先研究其致病原因，再研究其虚实程度，治疗其咳嗽、失血、蒸热、盗汗、遗精、失眠诸症；同时还要清除其体内不应有的瘀血、顽痰、败精、蒸热。用药不在于呆补，主要使气血流通，眠安纳佳，胸脘宽畅，二便通调为目的。止吐血衄血要注意不留瘀，退蒸热勿使败胃，消顽痰勿可伤津液，止遗精要注意开郁调气。使人身水火相济，阴平阳秘，治遗精若单用止涩药

成败精。

饮食要以清汁滋养，蔬菜亦富有营养性，大忌重脂肪厚味填补，增虚火，生顽痰。

（十五）中医治疗糖尿病以调养元气为主

糖尿病，是中医消渴症中下消病类。中医治此症，不禁食糖质甜味，亦不强调限制食量，一般多从强壮病人吸收运化能力入手。肺脾肾元气充足，三焦气化通调，饮食精华，分布全身，不从下注，变成精血，糖尿病自然痊愈。

古人用肾气丸治此症，从肾气二字体会，是肾脏有温暖生气上升，使三焦温暖，脾能健运；肺有温暖毛窍的能力，不受风寒外感，脾阳输布，津液自生，能止消渴，因此治此病主要在协调整体阴阳水火平衡，不求速效，缓以见功。

（十六）治疗肝炎，急性以汗下和解为主，慢性以调和肝脾

肝炎是西医病名，分有黄疸和无黄疸两型，是根据血液化验以定病名与治疗。

我治肝炎，从急性慢性来区别。治急性肝炎应以汗下和解为主，使邪从外解，不犯内脏；治慢性肝炎，以调和肝脾内脏矛盾，使气血平衡，达到五脏通畅，气血调和。同时辨其血分有无伏邪，透达气分湿热，清解血分瘀热，使内脏邪尽，病能转愈。还要查其有无兼症、夹症，亦宜兼顾。

治肝炎要根据《金匮要略》见肝治脾的道理，“见肝之病，知肝传脾，当先实脾”。所以治肝炎用药，要

特别保护脾胃，勿使受伤而成肝硬化；若已成肝硬化，要注重保元神，逐病邪，既不用呆补，亦不可猛攻。

（十七）治腹水以通调三焦气化为主

中医治腹水，从整体治疗出发，以通调三焦气化为主，使脾肾元阳充足，小便自然畅通。亦适用两句成语：保其所固有，去其所本无。保其原有精气神三宝，去其体内不应有的败质废物。腹内积水要去掉。切勿损伤精气神，强行放水及用毒性药物泻下，大伤元气，易成坏症。可怕！

（十八）肝硬化初起治法用运大气法流通全身气血

肝硬化是现代医学病名。我治此症分别病体伤阳与伤阴之不同，辨证论治。此病初起腹胀满闷，常用《金匮》桂甘姜枣麻辛附子汤，运大气法，流通全身气血，使癥积逐渐软化消散，再用柔肝养血，扶助元阳以培本。待其病体自己发挥抗病力，再从张洁古“养正积自除”治则，取缓和见功，不用克削伤元气的泻药，时时注意保障元气，使病有出路。

至于臌胀病治法，我有两句经验总结的歌括：见臌休治臌，首要运大气。臌胀病原因甚多，主要靠病人元气能运行，我经多年实践体会，认为见臌休治臌，调其肝脾气，首要运大气。《金匮要略》水气门桂姜枣草麻辛附子汤，我治肝硬化腹水初起用之，有特效，就是推动病人本身元气，驱病邪从小便出，病治愈而无后遗症。

临床实践证明，运大气治臌有效，深佩喻嘉言在

《医门法律》中的论述。用运大气治水方法，惟恐足太阴脾之健运失职，手太阴肺之治节不行，足少阴肾之关门不开，并其腑膀胱之气化不行。仲景所用方药，立于无过之地，可信。

（十九）胁痛与低热以留瘀在络居多

胁痛是络中留瘀，低热亦与血脉失于流通有关。其病都因外感发热，遗留余热未清，血液流通受阻，成瘀积为病。所以治胁痛以消瘀通络，退低热常佐活血通络，使伏邪有去路，忌进呆补。

（二十）产后恶露不下有二因

魏玉璜讲产后恶露不下，有二因：一因瘀滞宜行；一因血虚宜补。

我认为瘀滞症属实，其人平日必有气郁及瘀滞，产后发现腹痛，恶露不下，脉象弦涩，舌淡红，边有青黯痕，面黄腹痛。疗法以当归、川芎、桃仁、红花、炙甘草、炮姜、淮牛膝等活血逐瘀，从生化汤加减治疗。

血虚者，其人平日胃纳不佳，生化力弱，常有头眩晕脑胀失眠，低热，脉象细软，舌质淡红。疗法以保元汤加味。生黄芪、西党参、炙甘草、肉桂粉、红枣、炮姜、红花等治之。若有小孩哺乳，增加漏芦、通草，兼通乳汁。

（二十一）小儿伤食成痉与惊风不同

王孟英曰：小儿之病，因于食滞者多，胃不和则卧不安，阳明实则谵语，身热，筋抽搐掣动，面红多汗，甚则热深，而四肢厥冷，舌苔黄腻，口渴唇红，而世人辄作惊风治疗，每致病症变重。

中医治此病，注重原因疗法，查出因食滞夹外感，还要分别感受风热与风寒，分别辛凉与辛温不同来解表。食滞亦要区别，是停积米麦，还是油粘，进行不同的消导用药。如见痉厥抽搐，身热便秘，要消食积，兼治抽搐，用枳实栀豉汤合调胃承气汤，加僵蚕、钩藤，解表里消积滞并进，有举重若轻的疗效。

（二十二）疡症因气血阻滞成病

管荣棠曰："凡外感六淫，先作内病，如伤寒发汗不彻，温热分解不清，余邪逗留为内痈，为痞结，为流注，为附骨疽，皆因内有伏热，外被寒凝所致，即胸背等痈，亦由湿热上升而成，所谓营气不从，逆于肉里，发为痈肿，若云阴虚火炎，而生痈疽者少见。总而言之，外疡不外气血阻滞，即损伤致病，亦是血凝气滞成病。（见《潜斋医学丛书·归砚录》卷二）

据管氏所讲，一般疡症疗法，亦宜透达，忌用凉遏，可见凡病皆宜驱其外出，勿使内伏，留邪生根。

（二十三）辨发痈脓 防有内科性外科病

诸浮数脉，应当发热，而反洒淅恶寒，若有痛处，则为发痈酿脓。诸痈肿，欲知有脓无脓，以手按肿上热者为有脓，不热者为无脓。按外痈，发于外，尚有外形可见，惟内痈，更宜留心。故无论胸胁腰背，皆要按其痛处，若按之知痛，每夜发寒热，要防内痈，以其外不现形，最能误人。故知咳嗽胸痛之肺痈，胁痛寒热之肝胆痈，能食胃痛夜间寒热之胃痈，腹痛脚不能伸之肠痈，还有身痛寒热，将发流注，腿痛内溃之附骨疽等，皆须细心辨证，防有内科性外科病，要防生内痈。辨之明确，治以温通气血，忌用寒凉药遏伏。

（二十四）治病必须细审病因大忌滥用成方

如治浮火者，当引火归元，乃指肾脏虚寒，非治别脏之火。类中风用地黄饮子（熟地，山茱萸，五味子，苁蓉，石斛，麦冬，石菖蒲，远志，茯苓，肉桂，附子，巴戟肉，薄荷，生姜，红枣），乃治少阴纯虚之痱证，非治风火痰厥之中风。虚劳用建中汤（桂枝，白芍，炙甘草，生姜，红枣，饴糖），乃治阳虚脉迟舌淡之证，非治虚火旺之证。

治病必须细审病因，切忌滥用成方。我们用古方要明白古人当时治病立方之意，一忌呆搬成方不知变化，二忌取该方一二味主药即名某某汤，治病用成方加减，亦要有组织有规律，要明白方义。

（二十五）治病靠人身自然疗能　用药要乘势利导

俗话说："不服药为中医"，这就说明自然疗能的意义。我晚年将自身作研究，遇小病不服药，病亦自愈。如感冒风邪咳嗽，使病邪从咳出，从上出，眼目红赤而病愈，或从下行，大便泻热灼溏薄粪；一二日后病痊愈，极少服药，更不杂药乱投。

若不明自然疗能，见感冒咳嗽，即用止咳成药，见便泻即用止泻药，见目赤即用消炎药，这都是舍本求末，没有查清病源，及其病因，违反乘势利导方法，反而使病情变化，甚至留根，为此必须注意这个道理。

（二十六）见泻休治泻　脏邪从腑出

长春在临床上，常遇内伤体夹外感证，发热，大便泄泻，每日多次。前治医生，用辛温苦燥，解表止泻药，泻减少，引起咽喉痛，痰中带血，身热舌绛红糙，苔黄，脉促，此乃秋燥症。泄泻乃肺热移于大肠，脏邪传腑，自寻出路，今用药阻其出路，热上攻，故见喉痛痰血之肺脏病。故凡遇身热泄泻，当明白“病邪自寻出路”之理，大忌见病治病，不究病因。

（二十七）伤食与停食辨证施治

《内经》曰：饮食自倍，肠胃乃伤。尤在泾曰：伤食与停食，宜分两项，伤食者饮食自倍，肠胃乃伤，病在不及消化；“停食”不论食之多少，或当食而怒，或当食而病，在气结而不能化也。

治伤食宜偏重于食，或吐，或下，或消。

若停食，则偏重在气，惟理气而兼之以消，吐下之法不可用也。一般伤食当分上中下三焦，而停食则专在胃脘。

伤食有寒热之分，袁体庵曰：伤于食者，若本身无阴阳偏盛之变，不过暂时闷胀损谷一日即消；若身体阴寒抑郁，则所停之食，成为水中之冰矣。若身内有温热郁伏，则所伤之食成为炉中之炭矣，无形附着有质、有质助于无形，病患成矣。以此审因，以此辨证，自然治无不效。

注：方中行曰：损谷者是有病宜减少谷食以休养脾胃。魏荔彤曰：损谷减食是讲食一升者，食七合，食五合者食三合，俟脾胃渐壮，谷食渐增，此亦是节饮食防病之道也。

（二十八）食量与药量

平人食量有多寡，病人受药量亦有多寡。经曰：能胜毒者以厚药，不胜毒者以薄药。这就是用药药量宜多宜少的标准。

先哲王朴庄谓："医必明白医宗微旨，微旨者何？圣人治病之枢机也。升降浮沉之气，顺者生，逆者死，但得拨之使转，即行所无事矣。故药也者，求其中窍，不贵多也；求其循序，不贵速也。药必有毒，非毒无以驭病，非节制无以驭毒，故升秤之以小为度者，诚慎之也。"

"拨气使之转"学说，可从王孟英治何姓妇人气愆为病案求之。

用药重轻，必须以适合病人平日食量，食量旺者，用药量亦当加重，胃纳弱者，用药量须轻，此从临症实验得来。治病之枢机，拨气使之转，是经验之谈，拨字与转字，更有深意。

根据临床经验，急病、重病，处方药味宜少，药量宜重；久病药味宜多，分量宜轻。因急病、重病，急救非开闭，即固脱，疗法较为单纯，药味少，药量重，志在急救，非专一不可。久病，胃气必衰，若药味多而重，反碍胃气，不能消化，难以得益。

总而言之，治病必须注重脾胃，脾胃健则他病亦易治。

卷五 效方选辑

方剂漫谈

中医治病，传统注重理、法、方、药，四者是不可分割的整体。不论内、儿、妇科临症治病，以处方遣药为主。因此讲究方剂的组合理论，尤为重要。

(一) 按法制方 注重配伍

医谚曰："法中有方，方中有法"。方者法也，剂者和也。点出了方剂学是在中医基础理论、治疗法则指导下，探讨研究药物选择配伍、剂量的一门学问。清代医家徐灵胎曾说："……制方以调剂之，或用以专攻，或用以兼治，或相辅者，或相反者，或相用者，或相制者，故方之既成，能使药各全其性，亦能使其各失其性，操纵之法有大权焉，此方之妙用也。"（《医学源流论·方药离合论》）因此研究方剂不能局限于了解每味药物的各自功效，而必须掌握全方的综合作用和组方选药的原则，注意各种药物通过配伍所起的"君、臣、佐、使"，相互促进，相互制约，解毒防偏，引经诱导的作用。

(二) 有的放矢 按锁配匙

《内经》说："病为本，工为标。"（《素问·汤液醪醴论》）处方用药应从病情出发，有的放矢，辨证论治，决不能主观臆测，闭门造车，华而不实，标新立异。吾师颜芝馨夫子尝曰："处方用药，如量体裁衣，按锁配匙，既有规矩，又有方圆。一类病症确有相同之处，但不同患者，不同病期又有各异的特点，要懂得一方能治多病，一病可用多方的异病同治，同病异治的原理，要熟悉常用古方的药物组成，适应证候，制方含义，变化规律，掌握因人、因时、因地制宜调换方剂，更易药味，增减剂量，变动剂型，随症施治的灵活方法。切忌刻舟求剑，仅闻某方可以治某病，而不论其因之异同，症之出入，而冒昧施治，切忌墨守成规，守株待兔，削足就履的错误方法。总之，处方用药，以正确辨证为前提，只有知己知彼，知常知变，灵活化裁，才能药中病所，恰到好处。

（三）重点突出　选药精当

我们在处方时既要做到"必伏其所主，而先其所因"(《素问·至真要大论》)，突出重点，主治本症，又要全盘考虑，统筹兼顾，略佐他药兼治兼症、夹症、遗症、复症和分辨体质，维护本元。在选药时，要做到主次有别，轻重有度，取利避弊，配合得当。治此不碍彼，祛邪不伤正，扶正不助邪，补益不滞气、不呆胃。

医谚曰："千方易得，一效难求。"历代医家临症实践，各有经验，各有心得，著书立说，创立新方，方剂之多，汗牛充栋，辨别瑕瑜，确非易事，惟有熟读方书，深明方意，详察病情，反复验证，观察药效，才能提高选方遣药的水平，逐渐达到屡用屡效的境界。

"方不在多，而贵在约"。临症处方，既不可执呆方以治百病，但亦不可无准则乱处方。又“药不在贵，而在于精”。临床处方有此证即用此药，虽险绝之品亦敢用，无此证即无此药，虽平淡之品亦不妄加。若处方用药杂乱无章，药味庞杂重复，似画蛇添足，反因药味相互牵制，作用抵消，影响治效。若病轻药重好似杀鸡用牛刀，成事不足，败事有余，不仅浪费药物，而且药过病所，正气受损，反致疾病缠绵难解。若用药不分症之主次缓急，药力分散，病重药轻，药不及病，不仅杯水车薪，无济于事，还会贻误病机，引邪深入。又有人喜用贵药、奇药，动则犀角、牛黄、人参、别直参、西洋参、鹿茸，皆为有害无益之举，必须予以纠正。

（四）七方十剂　方药对待

《内经》以制论方有大、小、缓、急、奇、偶、复七方之分，一般外感暴病邪气盛，症状重，形体实，其治如将，以求速效，处方以祛邪为先，用药宜纯，用量宜大，邪去即可以安正。内伤久病，症状复杂，病程缓慢，形体虚弱，其治如相，须从容和缓，扶元固本，可用复方，调和人体阴阳平衡，恢复脏腑功能，慎不可妄用毒药、峻药，恣意攻伐。尤其是伤于情志劳倦之内伤杂症和久病痼疾，更宜用轻淡之品养胃气，安心神，轻剂拨动气机，复其生生之气。若处方顾此失彼，猛浪从事，妄用消散，或大剂重浊滋腻之品，以求速效，必致事与愿违，欲速不达，伤正呆胃。

北齐徐子才《药对》有宣、通、补、泄、轻、重、滑、涩、燥、湿十剂之分；明代张景岳有补、和、攻、散、寒、热、固、因八阵之设，此方剂功效之对待也。

方类不同，经纬有别，误用则背道而驰，病情骤变，坏症蜂起，不可不慎也。如应补之证，反用攻剂则伤正，应攻之证，反用补剂则恋邪助奸，关门留寇，故经有“毋虚虚，毋实实”之戒。

又临床所见，有病情复杂者，还可采用标本兼顾，阴阳并治，寒热并用，攻补兼施，表里双解，开阖相辅，刚柔既济的复合方剂。如参苏饮、黄龙汤、肾气丸、乌梅丸之类，学者于此更须慎思明辨，权衡轻重，悉心研究，酌情选用。

（五）维护本元　中病即止

中医治病以人体为本，以整体为主，注重内因，用药须时时注意保护人体本元，诚如《内经》所说“邪之所凑，其气必虚”（《素问·评热病论》）；“大毒治病，十去其六，常毒治病，十去其七，小毒治病，十去其八，无毒治病，十去其九，谷肉果菜，食养尽之，无使过之，伤其正也。”（《素问·五常政大论》）中医治病既见病亦见人，处方用药时要考虑患者体质有阴阳、刚柔、强弱之各异，其中阳脏、刚体宜用阴剂、柔剂、润剂，阴脏、柔体宜用阳剂、刚剂、燥剂，体实者可用重剂、峻剂，体弱者宜用轻剂、缓剂。又中药以口服为主，药物功效之发挥有赖于脾胃之消化吸收和运化，所以处方时一定要考虑人体胃气之强弱。诚如《内经》所说“能（耐）毒者以厚药，不胜毒者以薄药”（《素问·五常政大论》）。

（六）继承发扬　加减穿合

中医学术，既有继承，又有发展，方剂也不例外，我们既要反对“古方不能治今病”的偏执之见，也要反对“后世之方，皆不足以名方”的错误看法，我们要填平经方、时方的鸿沟，要打破师承有别的门户界限，为整理发掘和繁荣发展中医方剂学多作贡献。

医谚曰：“医必有方，医不执方，明其理，学其法，不必泥其方。”指出处方既要有师承，又要有变化和创新，既不可守古方以治百病，又不可无准则乱处方。在临症时凡古方之适应证候能与所见病症相合者即可选用，若大端相同而所现之症又有个别各异者，则可用古方加、减、穿、合，摘变后应用之，若全不相合者，则须根据辨证之法创订新方，所谓“加者，本方外加别药一二味，减者，本方内减去一二味，穿者，如四君子汤穿四物汤，二陈汤二三方穿而为一或有去取、合者，如四君子汤合四物汤更无去取，摘者，如用四君子汤，有痰摘二陈汤中陈皮、半夏，血虚摘四物汤中当归或地黄二味，血虚头痛摘川芎一味，血虚腹痛摘芍药一味”（《医学入门·通用古方》）。所谓变者是根据古方的制方之义再予以化裁变更。又有根据个人经验，自创新方。

总之，中医方剂学中，包括丰富的自发辩证法思想和科学道理，我们必须认真学习，刻苦钻研，全面继承，努力发掘，发扬创新，以提高疗效。

下面，据此之理，选录我在临床实践中用之有效的验方四十八则，以资印证。

麻杏薏草汤加绛矾丸治湿热黄胖

处方：生麻黄（去节）3克，苦杏仁9克，生薏苡仁30克，生甘草3克，黄病绛矾丸（吞）3克。

主治：湿热黄胖症。面色皮肤萎黄，兼有浮肿之象，缺乏红润色，目睛不发黄，常有轻微寒热，胸满足肿，或有腹痛，或嗜食，或腹胀痞块。

禁忌：此方对黄疸症忌服。黄疸病状，目睛黄，全身皮肤黄，没有浮肿之象。

方义：此方有驱表湿化里湿作用，除治疗湿热黄胖症外，兼治脱力劳伤，湿困食积成萎黄。麻杏发汗透伏湿，薏草达下，使湿从小便出，佐以绛矾丸消积杀虫退黄消痞胀，调和脾胃。

附注：绛矾丸是验方，中药铺有成药出售。方用煅绿矾、川厚朴、陈橘皮、茅术、甘草共研细末，水泛为丸。据现代药物实验，绿矾用少量有补血作用。火煅透，色变红，名“绛矾”。

加味二金汤治湿热黄疸肿胀

处方：鸡内金15克，海金沙15克，厚朴、大腹皮、猪苓各9克，通草6克，白茅根30克，白鲜皮9克。

主治：夏秋湿热黄疸，腹胀，溲短，黄赤，面目皮肤深黄的阳黄证。

禁忌：脾肾虚弱萎黄症忌用。

方义：此方治夏秋暑湿热内伏，失于疏达，由黄疸变成肿胀（黄疸变臌之象）。方以温病条辨二金汤加白茅根、白鲜皮二味。

鸡内金助脾，善消积滞，佐以厚朴下气消胀，海金沙既清湿热，又能利尿解毒，猪苓利水消胀退肿，通草宣肺利尿，大腹皮疏气道，利水消肿，白茅根甘寒凉血，清热利尿退肿，善治黄疸，白鲜皮为治黄疸专药，能治热黄、酒黄、急黄、谷疸、劳黄，解热毒。全方疏调脾气，宽胀消肿，化湿利尿，为预防黄疸变臌良方。

清肝饮治慢性肝炎血分伏湿低热烦躁

处方：蒲公英、紫花地丁草各 15 克，银花、野菊花、夏枯草、青蒿梗各 9 克，白茅根、桑枝各 30 克。

主治：慢性肝炎日久，血分伏湿，郁热未清，化验肝功能不正常，舌赤深红，右侧胁痛，或有低热，烦躁不宁，容易动怒。

禁忌：虚寒体患者忌用此方。

方义：临床实践证明，凡急性肝炎病变成慢性者，必有邪伏于内，或郁火，或伏湿，或积瘀，从而导致血液不清。此方以解毒消炎，凉血化瘀渗湿，症因并顾，重点在清血分湿热。蒲公英性凉，解毒凉血，消散滞气；地丁草辛寒，清湿热毒；野菊花苦寒，消腹内宿瘀，清化湿毒；银花小寒，散热解毒，消腹胀满；夏枯草苦辛寒，消寒热结气，补养厥阴血脉；白茅根甘寒，补劳伤虚羸、凉血利尿；青蒿梗苦寒，治血虚内热，伏暑留邪；桑枝苦平，去风湿，通经络。全方以疏达伏邪，放病出路为主。

豆卷连翘茵陈汤治黄疸型肝炎

处方：大豆卷 12 克，连翘 9 克，绵茵陈 24 克，生姜 3 克，杜赤小豆 12 克，桑白皮 9 克，防风 3 克，生山栀 9 克，白茅根 30 克。

主治：传染性黄疸型肝炎，症见恶寒发热，目睛黄，皮肤黄，右胁胀痛，脉象弦滑，或浮数，舌红苔白粘或黄腻，头眩溲黄，胃呆欲呕。

禁忌：凡阳虚脾弱的萎黄症，忌服此汤。

方义：凡患黄疸有表证，瘀热在里，夹有肝胆抑郁滞气之成为传染性肝炎，根据临床经验，应以解表为主，清里和中排尿为辅。此方用豆卷、连翘、防风、生姜宣表化湿，桑白皮清里化湿，赤小豆、山栀、茅根清热利尿，茵陈为解热利尿退黄专药，且有净化血液作用。合而成方，治湿热黄疸，肝区疼痛，临床施用可根据病人体质及兼症、夹症适当加减。

疏滞养肝汤治慢性肝炎气郁血瘀证

处方：柴胡、枳壳、赤芍、白芍各 9 克，生甘草 3 克，香附 9 克，陈萸肉 9 克，瓜蒌皮、仁各 9 克，丹参 15 克。

主治：慢性肝炎，或患传染性肝炎后，肝区胀痛，或面目皮肤黄疸尚未退尽，小溲黄，胃纳不佳，或腹部饱胀，脉滑，舌色深红。

禁忌：阴虚体质，舌绛深红的肝区痛，忌用本方。

方义：柴胡清肝胆，疏滞开郁，有推陈致新的作用；赤芍行血中之滞；白芍泻肝安脾；枳壳除胁腹胀满，破癥消积；生甘草通经脉，补血气，解毒；丹参除瘀血积聚，治肝肿痛，破瘀生新；香附解郁、消积聚、除腹胁胀痛；山茱萸味酸气温，通血脉，治肝虚胁痛有卓效；瓜蒌皮、仁疏肝郁，润肝燥，平肝逆，缓肝急，专治胸胁刺痛，能消肝肿。

本方临床使用，可分辨不同体质及兼症、夹症，适当灵活加减。并可治疗慢性胆囊炎症。

疏肝散黄汤治传染性肝炎黄疸变臌

处方：对坐草、白毛藤、蒲公英、丹参各 15 克，绵茵陈、白茅根各 30 克，路路通 15 克，柴胡 6 克，枳实 3 克，炒白芍、鸡内金、生黄芪各 9 克。

主治：传染性肝炎发黄，中医病名黄疸变臌，全身面目皮肤黯黄，腹胀硬大，小便短黄，大便溏薄。

禁忌：肝癌症肝部作痛，皮肤黯黄，此方无效，忌服。

方义：此方以疏肝退黄为目的，我常用歌括说明方义。元虚病实最难医，疏肝散黄调生气，黄芪协同紫丹参，疏补气血有新意。公英健胃鸡金消，开胃进食为首要，对坐草同白毛藤，退黄消胀作向导。茵陈蒿配白茅根，清除黄疸亦利尿，柴胡芍药疏肝胆，宽胀利水路通宝。略加枳实为佐使，利胆快脾奏疗效。

消臌利水汤治湿热实气成臌胀（肝硬化腹水）

处方：对坐草、白毛藤、白茅根、路路通各30克。

主治：肝硬化腹水，腹膨大坚硬，起青筋，四肢瘦，行动气喘急，面容瘦削，脉弦，或弦细，舌色深红，胃纳不佳，心情郁闷不乐。俗名臌胀实证。

禁忌：若阳气衰弱，面白肢冷，大便溏薄，行动气促，腹膨大，按之软，此属虚证，忌服此方。

方义：对坐草治黄疸水肿臌胀；白毛藤清湿热，治黄疸水肿；白茅根治湿热蕴滞小便不利，积成水肿；路路通能消伏水积水的肿胀。这四味中草药组成合剂，性味和平，排水消臌的疗效很好，但须连服十剂至二十剂。

瞿鞭四逆散治晚期血吸虫病肝硬化腹水（虫臌）

处方：瞿麦15克，马鞭草9克，生白芍15克，柴胡6克，枳壳3克，鸡内金9克，镇坎散30克，虫笋15克，小金葫壶15克，茜草9克。

主治：晚期血吸虫病肝硬化腹水症。腹大坚硬，小溲短少，脉软，舌淡，中医病名虫臌。

禁忌：气虚单腹胀忌服此方。

方义：瞿麦同马鞭草、茜草三药，用于消除体内血吸虫有一定疗效；白芍、柴胡、枳壳，是四逆散去甘草，能调和肝胆滞气，恢复肝胆生气；镇坎散是单方，为西瓜、大蒜、砂仁配制，善治臌胀，能消腹水；虫笋、小金葫壶有宽胀排水利尿之功；鸡内金消脾胀，去积滞。诸药制方，有杀虫柔肝消臌排尿之功。

附注：杭州有虫笋，宁波有瘪竹，一名仙人杖，可通用，小金葫壶无货，以蒲种壳代，同样有效。

软坚消胀汤治虫臌血臌肝脾胀硬

处方：木贼草、马鞭草、生麦芽各9克，红枣10枚，绵茵陈、对坐草、白毛藤、白茅根、路路通各15克。

主治：肝脾肿大，面黄肌瘦，脉缓舌淡苔薄，大便有时溏薄，亦可治血吸虫病引起之症。

禁忌：本方由软坚消胀药组成，脾虚萎黄症忌服。

方义：臌胀病乃虚体夹实证，本方治实为主，兼顾其虚。木贼草软坚消胀；马鞭草破瘀软坚杀虫；绵茵陈退寒热，化湿除黄；对坐草化湿热，消肿胀；白茅根消瘀热，凉血，利水；白毛藤退黄消胀；路路通治水肿胀，搜逐伏水；红枣健脾养胃补血；生麦芽消心腹胀满，疏补脾胃。这是一张疏散消导方，佐红枣、麦芽是保护脾胃法。

清肺六二汤治大叶性肺炎（风温外感）

处方：活水芦根60克（去节），白茅根30克，桑白皮、地骨皮、桑叶、枇杷叶、浙贝母、知母、北沙参、空沙参、苦杏仁、冬瓜仁各9克。

主治：大叶性肺炎（风温外感），发热咳喘，或痰中带血，脉象滑数，舌质红燥，或深红，苔微白。高热在四十度上下，神志清楚，大小便通调。

禁忌：虚寒体有痰饮病者，虽有咳喘气促，不宜服此方。

方义：制方大意，是因其病在上焦，阴虚气弱、邪热蕴肺、元虚邪实。肺为娇脏，清虚而处高位，用药宜清轻，不宜重浊，故古人有治上焦如羽，非轻不举之说。本方适应于阴虚体质，肺气上逆之候。遵《难经·十四难》“损其肺者益其气”及《素问·脏气法时论》“肺苦气上逆，急食苦以泄之”之意。组方以清宣苦泄，甘润养肺为主。根据古方苇茎汤、泻白散、清燥救肺汤、二母散及治疗温热病的方法配合成。药用二根、二皮、二叶、二母、二参、二仁六对组合，故定名清肺六二汤。方中芦根气味甘寒多液，善于清泄肺热；茅根性味相同，除清肺胃伏热外，并有凉血止血利尿作用，二根合用治肺热喘急具有良效。桑白皮甘寒，能泻肺火而止咳平喘，清肺气润燥去痰；地骨皮苦寒，既能清肺中伏火，又可以退虚热。桑叶气味甘苦而寒、轻清发散，善能清宣肺经燥热和在表风热，枇杷叶苦平，能泄肺胃之热，而化痰下气。浙贝母苦寒，具清热散结，化痰止咳之功；知母上则清肺而泻火，下则润肾而滋阴，性味苦寒，可泻肺胃实热。北沙参、空沙参甘淡微寒，其体轻虚，具有清润止咳作用；二者合用，能泄肺热而益肺气。苦杏仁既有发散之能，又有平喘之力；冬瓜仁性寒质滑，能清肺中痰热，而涤痰排脓。药共一十二味，成为宣肺养肺清热化痰滋液润燥的方剂。

在应用时可根据不同症状，随症灵活加减：如见高热面赤、口渴、烦躁，脉象洪数，可去北沙参，加生石膏；若高热炽盛，舌质绛者，可加神犀丹；倘高热而神识昏迷者，则加紫雪丹1～2克，研碎鼻饲，并以元参易北沙参；如舌有黄腻苔，是温热入里之象，去二参，加黄芩、山栀；大便秘结者，可加瓜蒌仁，如便秘而邪热炽盛，则加生大黄；倘见痰红或吐血，舌赤者，去二叶、浙贝，加川贝母、旱莲草、仙鹤草（或改用二地）；如病久津液受劫，则去二叶加天冬、麦冬。随机变化，灵活运用。

清肺开音汤治外感风热咳嗽音哑

处方：射干3克，马兜铃6克，冬瓜仁9克，蝉衣3克，生牛蒡子9克，安南子9克，空沙参9克，生甘草3克，枇杷叶9克，川贝母3克。

主治：外感风热，咳嗽，音哑，或小儿麻疹后肺气未精，音哑或有咽喉作痛，脉滑舌红。

禁忌：肺痨吐血音哑，需要滋阴清肺者，忌服此方。

方义：此方根据“治上焦如羽，非轻不举”以及“金实则不鸣”之意而组成。射干散结开喉痹，兜铃体轻清肺气，瓜仁轻清开胸膈，蝉蜕清凉治失音，牛蒡润肺利咽膈，安南子（一名胖大海）甘淡治火闭失音，空沙参养肺化痰，生甘草解毒清咽喉，枇杷叶清肺降气，川贝母养肺化痰。全方清肺开胸膈，为宣气开音平稳药。

附注：胖大海如有时缺货，可用瓜蒌皮 9 克代之，亦能宣肺开音润燥。若有鲜梨用鲜梨一只，连皮去心切片与各药同煎，能润燥生津开音。

加味桔梗苇茎汤治肺脓疡（肺痈）

处方：苦桔梗、生甘草各 6 克，活水芦根（去节）60 克，生薏苡仁 30 克，冬瓜仁、桃仁各 15 克，紫菀、白前各 9 克。

主治：肺脓疡（肺痈）咳嗽气促急，吐臭痰或脓血，胸脘胀满，脉滑或滑数，舌红苔黄。

禁忌：若肺痈末期败症，头汗淋漓，气促，急吐脓血需要急救者，此方不但无效，而且忌服。

方义：中医肺痈，西医名肺脓疡，实证夹虚。仲景桔梗汤用桔梗、甘草二味，治唾腥臭脓痰；《金匮》附方千金苇茎汤，治咳有微热、烦呕。原方苇茎是苇杆，今通用苇根（即芦根）。加白前治胸胁逆气咳嗽上气调畅呼吸，久咳唾血；紫菀治咳唾脓血，降肺气。全方功能清肺降气、排脓解毒、调畅呼吸，并有缓和喉头粘膜充血水肿及祛痰之效。

三子贞元饮治慢性气管炎咳喘

处方：苏子 9 克，白芥子 6 克，莱菔子 9 克，熟地 15 克，当归 6 克，炙甘草 3 克，地骷髅 9 克。

主治：慢性气管炎，肺肾同病，下虚上实之候。证见咳嗽气喘，不得平卧，痰白而稠，胸闷面浮，或体微肿，头眩肢瘦，小便短少，脉象细软或浮滑，舌质淡红，苔微白，或根间白腻。

禁忌：对咳喘实证，兼有外感表证恶寒发热者忌用。

方义：三子汤具有下气降逆化痰平喘作用。其中苏子降气化痰；白芥子温肺化痰，适用于咳嗽胸痛；莱菔子消食化痰，用于胸腹胀闷。三子合用，对咳嗽痰多，胸痞纳钝具有良好疗效。贞元饮用熟地、当归、炙甘草三味组成，《景岳全书》治气短似喘，呼吸促急，提不能升，咽不能降，气道阻塞，势剧垂危。喘证之治，实者治肺，虚者治肾，肺为气之主，肾为气之根。方中熟地温润，以补肾阴，当归原有治咳逆上气（见《本草经》）的功效；炙甘草温中下气，治伤脏咳嗽。三味合用，起培本扶元之力。地骷髅是老莱菔之壳，具有宣肺利水，疏通三焦的功效，能止咳降逆，宽胸消胀，利尿退肿。配合应用，既可扶正，又能去邪，成为疏纳并用，而以疏通为主；肺肾同治，而以治肺为主；上下并治，而以降气化痰、治上实为主的方剂。

加减：如病兼有热，咳逆咽干，去白芥子加牛蒡子9克，体虚较甚，而无食滞胸腹胀满，去莱菔子加刀豆子9克，倘兼有心悸烦躁失眠，去白芥子、莱菔子，加枸杞子9克、五味子3克；如有其它兼症、夹症，都应变化加减。

蛤蚧虫草黑锡丹合生脉散治咳喘自汗脱证

处方：蛤蚧一对去头足，冬虫夏草 9 克，黑锡丹（吞）3 克，西党参 9 克，麦冬 9 克，五味子 3 克。

主治：素有心脏病，心悸，咳喘，或有肺结核、肺气肿，新因疲劳与天气变化病势转剧，面容苍白，自汗，肢冷，呼吸促急，脉象细促，或脉沉细，舌质淡红，无苔或见白滑粘苔，不能平卧者，最为适应。

禁忌：外感风寒引发的痰饮症、咳喘、自汗，忌服此方。若痰热气塞喘促，亦忌服。

方义：蛤蚧味咸平，治肺痨久咳，肺萎咯血，咳嗽上气，定喘止嗽，补肺退肿，治心性喘息及心性水肿；冬虫夏草味甘温，保肺固卫，敛自汗，止血化痰，治劳嗽膈症，功能滋补肺肾；黑锡丹（由黑铅、硫黄合炒成珠，沉香、肉果、补骨脂、附子、广木香、肉桂、胡芦巴、小茴香、川楝子、巴戟肉、阳起石等组成。制法与药量从略）功能镇纳阳气，定喘固脱。西党参味甘平，补中益气，调和脾胃；麦冬味甘平，治心腹结气，伤中伤饱，胃络脉绝，止喘宁肺，五味子酸温，劳伤益气，咳逆上气。全方具有强心纳气救脱作用。

开摄汤治肾虚痰饮咳喘

处方：是仲景小青龙汤加龙骨、牡蛎、熟地、附子、杞子组成。药味：生麻黄 1 克，桂枝 1.5 克，生白芍9克，炙甘草9克，干姜1.5克，五味子1克，细辛1克，姜半夏6克，化龙骨12克，生牡蛎12克，淡附子3克，甘杞子9克。

主治：阳虚体质，素患痰饮咳喘，新受外感，头汗心悸，烦躁，脉迟，舌质淡白，喘脱证。

禁忌：阴虚体热咳嗽，舌质深黄，及夏令暑风犯肺作咳，忌用此方。

方义：此方是小青龙汤开太阳解表；龙骨、牡蛎收摄肾气，化痰定喘；附子治咳喘化寒饮强心；枸杞子补肾填精纳气强心。方名具开太阳解表，摄少阴培本之义。

瞿附通阳汤治阳虚水肿（慢性肾炎）

处方：瞿麦9克，熟附子6克，淮山药9克，茯苓24克，天花粉9克，车前子9克，椒目3克，枫树果（路路通）15克，淮牛膝9克。

主治：慢性肾炎（水肿病），小便稀少，腹部膨大，手按之腹软而不坚，脉象沉迟，或软弱，舌色淡红或舌质淡白干燥，血压高，气促急，体温低。

禁忌：若有热度，小便赤，舌质红赤，脉象弦滑数，应用甘寒清热利尿退肿之剂，不宜温药，忌服本方。

方义：此方是《金匮》栝蒌瞿麦丸加味方，治阳弱气困，水湿不行，上喘中胀，下焦尿闭。瞿麦利尿通水道，附子温暖通肾气，山药补虚健脾胃，茯苓开胸消水气，花粉生津能行水，车前利水通尿道，淮牛膝能引药下行，椒目利水消腹胀，路路通治水肿胀。合而成温煦脾肾，通阳利尿的方剂。有济生肾气丸温通之利，无济生肾气丸凝滞之弊，我用之临床屡奏疗效。

济生肾气玉壶汤治水臌虚证（慢性肾炎）

处方：大熟地24克，茯苓24克，丹皮3克，泽泻9克，山萸肉9克，淮山药12克，车前子9克，淮牛膝9克，肉桂3克，淡附子3克，扁鹊玉壶丹（吞）3克。

主治：水臌（慢性肾炎症）腹膨大，小溲短少，大便或见溏薄，畏寒，脉迟，舌色淡红有津液。

禁忌：凡秉体阴虚舌红赤，口干渴，忌服此方。

方义：此方善治阳气虚弱，水聚气滞之肿胀。这里用短歌来说明本方的方义。熟地山药萸肉补，丹皮泽苓通兼疏，车前牛膝利水道，温煦元阳靠桂附。肾气蒸动脾脏暖，阳通气行水湿去，佐以秘方玉壶丹，协助桂附补命火。用和扁鹊两方合，阳长阴消除水臌。

附注：扁鹊玉壶丹，系独味硫黄所制成，本草言硫黄疗心腹积聚，祛水治寒水臌胀，经实践济生肾气汤阴药多，桂附壮阳力弱，佐以玉壶丹，效果更好。

导水茯苓汤治水肿喘胀（慢性肾炎尿毒症）

处方：茯苓24克，麦冬、泽泻、白术、桑皮各9

克，苏叶3克，槟榔、木瓜、大腹皮各6克，陈皮、砂仁、广木香各3克，灯心草一束。

主治：水肿病。头面手足遍身肿，手按之塌陷，手起随手渐复。喘逆倚息不能平卧、转侧，小便闭。

禁忌：元阳衰弱脾肾大亏的喘肿欲脱，宜益气回阳参附汤者忌此消导药。

方义：此是五苓五皮与脚气鸡鸣散三方加减，以调和中焦为主，宣气化滞利尿为辅。三方用药九味，增加麦冬是用“治热毒大水，面目肢节浮肿”（据甄权）及“心腹结气，伤中伤饱”（《本经》）；砂仁温脾肾，木香暖中焦，和胃散滞；灯心利尿退水肿。是扶脾和中、理气行水的综合方，治水肿喘胀有一定疗效。

五叶二根白薇汤治外感伏邪低热

处方：桑叶、淡竹叶、人参叶各9克，紫苏叶3克，藿香叶6克，活水芦根、白茅根各30克，白薇9克。

主治：外感风寒或暑湿，失于透达，早用清热滋阴方法，留邪内伏，低热不退，胸腹满闷，微有盗汗，头眩，肢疲，纳食呆钝，小便短赤，大便如常，或有微咳，脉象弦滑，或弦细，舌色红燥，苔微黄，或苔白糙。

禁忌：若阳气虚弱，营卫不和，脉沉细，舌淡苔白，是桂枝汤证者，忌用此清凉方药。

方义：此方常用于外感后遗留之低热为患。桑叶味苦寒，能治寒热，解表发汗；淡竹叶味甘寒，消胸中痰热，治咳逆上气，清心退热；人参叶味微苦甘，补元气，驱表邪，益肺和肝，生津止渴，清解暑气，善降虚火；紫苏叶味辛温，疏散风寒，行气宽中，消痰利肺，解郁下气；藿香叶味微温，升降诸气，清解暑湿；水芦根甘寒，清外感伏热，治反胃呕逆，消渴呃逆；白茅根味甘寒，治劳伤虚羸，瘀血血闭，伏热吐血，齿血鼻血，五淋血尿，水肿黄疸；白薇味苦咸平，治风湿灼热，血厥昏噤，治伏邪留于血分，取其透达。全方治虚弱体外感留邪发热，有良好疗效。

三合散治阴虚体消耗热

处方：北沙参、麦冬各9克，五味子1.5克，桑白皮、地骨皮各9克，生薏仁12克，炙甘草3克，银柴胡、生白芍各9克，枳壳3克。

主治：阴虚体质，或有肺结核，或有痰血，患骨蒸潮热，脉象细数，舌色深红，盗汗咳嗽。

禁忌：若脉迟舌淡，胃呆，大便溏，虽有咳嗽虚热，需要温养肺肾者，忌服此方。

方义：本方以生脉散、四逆散、泻白散三方组成，有养阴润燥，止咳退蒸及解郁作用。两清肺肝，清养中兼疏肝悦脾和胃，全方既有理法，又有疗效。方义歌括：开郁润燥三合散，白芍枳草和肝胆，参麦五味养气液，清肺止咳桑皮赞。地骨皮退骨蒸热，佐以银胡功更擅。薏仁培脾兼养肺，培土生金不虚传，如若阴虚忌燥药，枳壳可改佛手柑。

五参汤治虚热腹胀

处方：丹参30克，潞党参9克，苦参3克，北沙参9克，玄参12克。

主治：瘀热内结腹胀，消化不良，平素多病，腹部胀痛，或患肝脾肿大，纳食稀少，或有肝胆病，脉象弦滑，舌质深红。

禁忌：肺结核阴虚弱体有消耗热及舌光绛脱液皆忌服。

方义：丹参去瘀活血，流通经络，疏达肝脾积滞；党参补气健脾；苦参消胸腹结气，癥瘕积聚，黄疸肠澼（注），养肝胆气，清热除湿；北沙参养肺阴，益胃治胸痹；玄参养阴生津，清热解毒，化除腹中癥积。五参汤能调和人身内脏矛盾，化除腹内癥积，达到保障元气，放病出路之目的。临床使用，应结合病人体质，及兼症、夹症，作适当增减。

注：肠澼是痢疾古称，凡大便内有粘液及腐败脓血，皆属肠澼（澼，读辟）。

五参五皮饮治脾劳（结核性腹膜炎）

处方：丹参9克，苦参3克，西党参、北沙参各9克，玄参12克，青皮3克，生黄芪皮、地骨皮、桑白皮各9克，丹皮6克。

主治：结核性腹膜炎（脾劳），腹膨大胀满隐痛，舌色深红，有消耗热。

禁忌：有湿热内闭，舌苔黄白粘，腹胀大者忌服。

方义：此方是从调和五脏气血为主。苦参、青皮入肝脏，消积止痛有疗效；丹参、丹皮入心脏，去瘀活血消腹胀；党参、黄芪皮入脾经，补气健脾养元真；北沙参及桑白皮，补肺退热生津液；地骨皮同黑玄参，滋肾养阴退骨蒸。处方要辨病体质，兼症、夹症要区别，参、皮灵活作加减，扶元驱病为治则。

十全大补汤加驴皮胶红枣治虚体紫斑病

处方：生黄芪12克，西党参9克，冬术9克，茯苓9克，炙甘草3克，当归9克，熟地12克，川芎3克，白芍9克，肉桂粉3克，驴皮胶（另炖烊冲）9克，红枣8只。

主治：气血虚弱，患紫斑病，皮肤有出血点，两大腿尤明显，无热度，脉缓，舌色淡红，无苔，有腹隐痛，面容萎黄，唇色淡。

禁忌：血分有热，体发紫斑，有热度，脉象滑数，舌深红，口干，忌用此方。

方义：心主血，肝藏血，脾统血，紫斑病是血分病，与心、肝、脾三脏有密切关系。此症有实热与虚寒之区别。此方专治虚证，是脾不摄血所致。温暖和脾以助消化，健脾补气以助摄血，故用十全大补汤温补气血，增加驴皮胶养血止血，红枣养血消斑。临症时辨证，确是虚证发斑，可用此方温补。

当归四逆加姜萸汤治手术后肠粘连腹痛

处方：当归 9 克，桂枝 6 克，炒白芍 9 克，细辛 1 克，炙甘草 6 克，通草 3 克，吴茱萸 1.5 克，红枣 12 枚，生姜 6 克。

主治：手术后经常腹痛（西医病名肠粘连），四肢厥冷，脉细，舌淡红，无苔，体温低。

禁忌：若热体腹痛，脉数，舌红苔黄，此方忌服。

方义：当归四逆加吴茱萸生姜汤，是温暖血液流通瘀滞，赖辛散温通以治腹满肠麻痹，达到气血流通，其痛自止，继进温补调理。

金钱开郁散治右胁作痛

处方：广东金钱草 30 克，柴胡、枳实、白芍、乌贼骨、浙贝母、黄郁金各 9 克，炙甘草 3 克。

主治：上腹部间歇作痛，右胁疼痛尤剧，或呕吐苦水，经过摄影，提示有胆囊炎胆石症。

禁忌：一般性腹痛，忌用此方。

方义：柴胡、枳实、白芍、甘草，即四逆散，疏透肝胆使郁气外达。乌贼骨与浙贝母，是乌贝散；有止痛化滞作用。金钱草与郁金有消积石作用。临床施用根据病人不同体质，作适当加减。

醉乡玉屑散治瓜果积滞下利

处方：苍术 9 克，厚朴、陈皮各 6 克，炙甘草 3 克，鸡内金 9 克，砂仁粉（吞）1.5 克，公丁香 1.5 克。

主治：大人及小儿多食瓜果成病，久利不愈，或便血，时发时止，里急后重，脉迟，舌淡红苔白。

禁忌：凡阴虚体热利，舌质红赤口干渴，脉弦滑，忌服。

方义：此方用平胃散健脾化积；佐鸡内金强壮脾胃，助消化；公丁香温暖脾肾消胀，解蟹毒、瓜果毒；砂仁粉温暖脾肾，助运醒胃。全方起扶脾肾消积滞作用。

血余茅根汤治热淋血淋

处方：血余炭 9 克，白茅根 30 克，知母 9 克，淮牛膝 9 克，大生地 15 克，淡竹叶 9 克，甘草梢 3 克。

主治：热淋血淋症。肾阴亏虚湿火下注腰痠痛，小便频数刺痛，或见血尿，舌红燥，苔黄，脉象弦滑或滑数，面色潮红者。

禁忌：凡面容苍白怕冷，小便频频，有时失禁，脉象沉迟，舌质淡红的，此是阳气不足气虚下陷的虚淋，忌用此方。

方义：此方是从宋代钱仲阳导赤散化出，钱氏方为生地、木通、甘草梢、淡竹叶四味，今去木通之苦寒，用血余炭补阴消瘀；白茅根清热养阴利尿；淮牛膝引热出下窍；知母清热泻火，合原方生地滋阴凉血益肾；淡竹叶、甘草梢清下焦热，利尿道而保护精窍。全方有滋阴利尿及止血作用。兼治肾盂肾炎，余验之屡效。

加减：有积石者加金钱草30克、海金沙9克，以增强消石排石利尿之功。

豆卷玉屏桂枝汤治劳倦伏湿盗汗

处方：大豆卷24克，生黄芪15克，防风3克，苍术6克，桂枝3克，白芍6克，炙甘草3克，红枣8枚，生姜6克。

主治：劳倦伏湿盗汗，面目失华，四肢痠，腰背痠，大便溏，脉迟，舌质淡，苔白滑。

禁忌：凡阳虚自汗，脉弱，需要参附龙牡敛汗强心者忌服。阴虚体，舌绛，脉细数，咳逆盗汗，需要滋阴敛汗者，亦忌服。

方义：此方乃宣表与止汗并进方。方义作如下概括：病因努力勤操作，忍饥冒雨湿内伏；湿伏血分夜盗汗，滋补敛汗体反弱。面白神倦貌似损，病根却是虚中实。豆卷透湿为主药；玉屏风内芪、防、术疏表固卫两得宜，既收盗汗又化湿；桂枝、芍药、草、姜、枣调和营卫汗自戢；伏湿驱除盗汗止，辨清病源是要诀。

麻杏薏草防枝汤治风湿痹（风湿性关节炎）

处方：生麻黄1.5克，苦杏仁9克，生薏仁12克，生甘草3克，防风3克，防己6克，桂枝3克，桑枝12克。

主治；风湿性关节炎（中医病名风湿痹），全身关节疼痛，身热无汗，脉象沉弦，或弦滑，舌红苔白粘。

禁忌：阴虚体血热舌红赤者忌服此方。

方义：此症病因，是风湿外感引动伏湿，而成表里同病之症。此方外驱风湿，内清伏湿，通关节，止痹痛以《金匮》治风湿全身尽痛方麻杏薏草为主，以旺盛血行，驱逐风湿，加防风、桂枝解表驱风清热，桑枝、防己祛风湿，通关节，为表里两解之方。

五桑四藤防己汤治痛痹症（风湿性关节炎）

处方：桑枝、桑椹子、桑寄生各12克，桑白皮、桑叶、钩藤、鸡血藤各9克，忍冬藤12克，天仙藤6克，防己6克。

主治：风湿性关节炎（中医病名痛痹症、历节风），四肢关节疼痛，或痠木，面色少华，脉迟或弦，舌淡苔白滑。

禁忌：阴虚血热体质，舌绛赤，有肺结核吐血宿疾者，忌服。

方义：此方以五桑为主，四藤与防己为佐。桑白皮主伤中，五劳六极羸瘦补虚益气，桑叶去风治血；桑枝去风气，解四肢拘挛，治风气臂痛；桑椹子利五脏，治关节痛，调和气血；桑寄生治腰痛背强，去风痹，助筋骨，益血脉；钩藤平肝息风；鸡血藤治血破瘀，治手足麻木瘫痪，骨节痠痛；忍冬藤去风湿气，能治寒热身肿；天仙藤疏气活血，治痰注臂痛；防已治关节肿痛，能祛风湿。合诸味成方，调和气血，驱逐风湿，对痛痹症有一定疗效。

五花芍草汤治虚体气郁肝胃失调证

处方：玫瑰花 9 克，佛手花 9 克，绿萼梅 9 克，白扁豆花 9 克，厚朴花 9 克，生白芍 9 克，炙甘草 3 克。

主治：胃脘疼痛时作，嗳气，腹部胀满，纳食稀少，形瘦，面黄，夜不安眠，脉象弦细，舌质淡红，苔薄等虚体气郁肝胃失调证。

禁忌：若胃痛大便秘，口气臭，是胃肠湿热化火，宜用清降泻剂者，此方无效。若胸痹怕冷，四肢不和，呕吐，是吴茱萸汤证，此方亦无效。

方义：此方是治情志抑郁，肝气失调犯胃作痛，由于体虚而气机郁滞，内脏气血失于流通成病。此方以五花芳香开郁，调和内脏矛盾，疏通气机，以归于平为主，佐以芍药、甘草和肝脾，治腹痛，助五花开郁达滞。五花可以根据病人不同秉体灵活加减之。

三花二香胃苓汤治脾胃虚弱夹食痛泻

处方：玫瑰花、厚朴花、白扁豆花、陈皮、桂枝、广木香、炙甘草各3克，苍术、猪苓、茯苓各9克，制香附6克，泽泻6克。

主治：素体脾胃虚弱，消化不良，或湿滞中焦，兼夹食滞，腹痛便泻，呕吐胸满，舌淡苔黄稍腻，脉软。

禁忌：若病者舌绛，脱液，口干燥渴者禁用此方。

方义：此方用芳香化浊，辛燥消滞，甘淡渗湿，有增加消化、开郁止痛之效。运迟食停肠胃病，胸满腹痛吐泻频，古人成方胃苓汤，化滞渗湿和脾脏，增加三花开郁气，木香香附疏肝脾。详查兼症与夹症，适当加减临时定。

养胃止痛汤治阴虚体胃痛日久症

处方：北沙参、川楝子、甘杞子、当归、淡竹茹、瓜蒌皮各9克，川黄连1.5克，九香虫6克。

主治：阴虚体或有肺结核患者，患胃脘痛数年不止，舌绛无苔，脉细。

禁忌：若舌质淡红，无苔，唇白缺血色，胃痛怕冷，此是虚寒证，宜用甘温，忌服此方。

方义：养胃止痛润燥剂，胃痛舌赤脉弦细，沙参甘润黄连苦，甘苦合用化阴气。金铃子苦降肝阳，当归辛香养肝体，杞子多液补肝肾，瓜蒌辛润宽胸痹，九香虫止痛开膈，竹茹清凉降胃气。方法根据一贯煎，变粘为润调滞气。

附注：魏玉璜一贯煎方：北沙参，麦冬，生地黄，当归，杞子，川楝子。口苦加黄连。

建理汤治虚寒体溃疡病出血

处方：生黄芪、当归各9克，桂枝3克，炒白芍6克，炙甘草6克，干姜3克，红枣8枚，淡附子3克，西党参9克，饴糖（冲）30克，甘松9克，天仙藤6克。

主治：面色苍白少血色，脉象沉迟或是虚大，舌质淡白无苔，大便黑色似柏油，腹痛，西医病名溃疡病。

禁忌：此方适宜于阳气虚弱者，若阴虚体胃阴不足，舌绛赤及性情急躁者忌服。

方义：黄芪治久败疮疡；当归去瘀生新；合桂枝、白芍、甘草、姜枣、饴糖即归芪建中汤，治虚弱性肠胃病有卓效。加入参、附温脾肾之阳，甘松、天仙藤芳香调气止痛，合成气血并补，补中兼疏，并能收敛溃疡制止出血，调气止痛。加减合宜，是古方今用的有效方之一。

理中吴萸汤治胃下垂脘腹隐痛

处方：淡附子6克，西党参、白术各9克，炮姜炭、炙甘草各3克，吴茱萸1.5克，生姜6克，红枣

4枚。

主治：虚寒体质，形瘦，面色青白，脉迟，舌质淡红，胃下垂，腹部隐痛。

禁忌：阴虚体，舌色红赤，口干，大便干燥，或有便血，忌服。

方义：胃下垂中医称做中气不足。此方从温补入手，以附子温肾壮元阳，吴茱萸温肝，助生发之气；党参、白术、炮姜、炙甘草即理中汤，温暖脾阳以保中气，使胃气不致下坠，生姜红枣，既温卫阳，亦调脾胃，营卫调和，中气巩固，自无胃下垂之疾患。

乌梅安胃丸和白蜜泡汁治胸腹剧痛

处方：乌梅安胃丸（中药铺成药）30克，用滚开水将丸及蜜泡汁饮后，片刻再将白蜜30克放入药渣内，再用滚开水泡汁饮。

主治：尝用于蛔厥，心中烦，腹中雷鸣，上下窜痛，时发时止，发时口流清冷涎，或呕出蛔虫。并治脘腹痛，呕吐，下痢赤白。若舌苔黄白厚粘、胸腹剧痛，腹内兼有食积，增加木香槟榔丸15克与乌梅安胃丸及白蜜三药同泡汁饮。用以治胆病夹食滞，或残石未尽剧痛不止，亦效。

禁忌：若面容苍白，脉迟，舌质淡白，无苔，胸腹痛自汗肢冷是阳气下陷，宜理中四逆汤等治疗。

方义：乌梅丸是仲景伤寒论方，后世医家常呼为乌梅安蛔丸或名安蛔丸。原系治厥阴少阳二经病久，内脏不安。此方寒热攻补，为安蛔和胃的常用方，泡汁用并加蜜，则是多年来临床治疗的经验。

降压调肝汤治肝阳上升头晕痛

处方：谷精草30克，野菊花9克，夏枯草12克，旱莲草30克，决明子、广地龙、淮牛膝、桑寄生、钩藤各15克。

主治：高血压肝阳上升，头痛眩晕，行走欲仆，脉弦硬，舌红，烦躁失眠或有肢麻。

禁忌：虚寒体消化不良，胸脘不适，头眩痛者，忌服此方。

方义：此方以平肝息风降压为主。治阴虚阳亢，肝阳上升，内脏气机升降失于平衡。降压主药为谷精草，轻散和肝；夏枯草，清肝凉脑；旱莲草、决明子与广地龙平肝降压有良效；散风降压药为野菊花、淮牛膝，兼治头痛；养血散风药为桑寄生；平肝息风药为双钩藤。全方性味平稳，功效可靠，可以常服。

补脑汤治脑虚头晕痛健忘

处方：黄精、玉竹各30克，决明子9克，川芎3克。

主治：脑虚头眩痛，脑力不足，晕眩头痛，记忆力弱，烦躁善怒，失眠多梦，畏寒肢软，体倦乏力，胃纳如常，脉软弱，舌质淡红无苔，大小便正常。

禁忌：凡脉弦滑，舌深红苔黄粘，胃呆胸闷，或因外感引起头痛，或平日有肝火及湿热者忌服。

方义：此方以滋补脑力为主。黄精补中益气，驱除风湿，能治虚弱寒热，脑虚眩晕；玉竹一名葳蕤，有节有须，能通能补，治中风暴热，虚劳头痛；决明子助肝益精，治头风热痛，平肝降逆；川芎引药上行，治头痛寒痹筋脉挛急，行气开郁。四味合剂，能补脑治眩痛健忘。

清震汤治湿热内陷头晕便溏

处方：升麻 9 克，生茅术 30 克，鲜荷叶一大张。

主治：清阳下陷，湿浊上升，头晕欲仆，大便泄泻，腹痛便痢，湿热内伏乍寒乍热，青年脾肾伏湿遗精，舌质淡红，苔白滑。

禁忌：阴虚火炎，头晕脑涨，舌质深红苔黄粘及有肺病喘咳，或是痰血咽痛盗汗者，皆忌此方。

方义：此方是金代刘河间治雷头风外感证方，宁波老中医范文甫先生善用此方，治湿热体清气下陷，浊气上升所现诸症。荷叶能升发元气，扶助脾胃，有补中益气之功；升麻能解百药毒，辟疫散瘴，治阳气下陷眩晕；生茅术化湿健脾暖胃。三味合剂，能解表开郁，和中化湿，对清浊混淆病颇有效果。

百合龙琥甘麦大枣汤治脏躁症（癔病）

处方：杜百合24克，青龙齿12克（或用龙骨代），琥珀粉（吞）3克，炙甘草3克，淮小麦15克，红枣5枚。

主治：癔病（脏躁）。性情忧郁，易哭易怒，记忆力差，夜多噩梦，头顶胀痛，目花，心神恍惚，打呵欠，四肢无力。

禁忌：凡阳虚体，脉迟，舌淡，夹有胃痛，必须温药调理者，本方不适用。

方义：此方治癔病，系养阴镇静方剂。百合补虚清烦热，龙齿镇静定颠狂，琥珀消瘀能安神，甘麦大枣治脏躁，详查病人所秉体，适当加减见治效。

百合夏枯草汤治失眠

处方：百合30克，夏枯草15克。

主治：长时间失眠，神情不安，心悸，烦躁，脉弦，舌苔薄而舌质红。

禁忌：若肝阳炽盛，湿火内蕴，烦躁头痛失眠，舌质深红，苔黄，大便秘，宜泻肝降火，非此方所能治。

方义及随症加药：百合性味甘平，具有润肺止咳、清热宁心作用。《金匮要略》用此为主，以治心神不宁的“百合病”，说明百合对神经精神疾患有良好疗效。夏枯草性味苦、辛，性寒，具有清肝火、散郁结的作用。清代张隐庵认为百合、夏枯草两味合用能治失寐。如症见肝肾不足的，可加枸杞子、制首乌以补益肝肾，虚烦、心悸不安，加柏子仁、酸枣仁，以养心宁神；食谷不馨，加广木香、红枣，以苏脾和胃。加药随症出入，但总以百合、夏枯草二味为主。

柔肝消炎汤治肝胀胁痛

处方：生牡蛎15克，参三七3克，茯苓9克，炙甘草3克，当归、生白芍、乌贼骨、玫瑰花各9克，川芎1.5克，香附、银柴胡各6克。

主治：形瘦体热，肝区作痛，常有发热，烦躁，脉弦，舌红，妇女月经不调。

禁忌：舌绛赤鲜红，或患肝癌者忌用，有咳血鼻衄亦忌用。

方义：生牡蛎散结软坚；参三七消瘀止痛，茯苓、甘草调和中焦；当归、芍药养血柔肝；乌贼骨调女子月经，去瘀止痛；玫瑰花疏肝活血；川芎活血散郁；香附调气郁；银柴胡养阴退低热。

滑伯仁补肝散治肝病日久虚弱症

处方：当归9克，川芎3克，熟地12克，枣仁9克，木瓜3克，山茱萸肉9克，五味子3克，白术9克，独活6克，淮山药12克。

主治：肝病日久，服药众多，体弱不健，胁肋隐痛，夜不安眠，腹胀心悸，失眠，或有低热，妇女月经稀少。

方义：此方用当归、川芎、熟地三味，是辛甘化阳以益气；枣仁、木瓜、山茱萸、五味子酸甘化阴，生津液以补神；因肝脏体阴用阳，以酸甘补肝体，辛甘补肝用，加独活风药能息肝风而调肝气；白术补脾阳，淮山药养脾阴，《金匮要略》有云：“见肝之病，知肝传脾”。此方用白术、山药即含此意。方是元代滑伯仁所定，我经临床实践屡用有效。

桂枝茯苓汤治妇女癥瘕块及子宫肌瘤

处方：桂枝 3 克，赤芍药 6 克，桃仁 9 克，丹皮 6 克，茯苓 12 克。

主治：妇女腹有癥瘕块，腹大；亦治妇女子宫肌瘤及腹痛经闭。

禁忌：若病因虚弱，腹痞不适，月经停闭，脉迟，舌淡，宜用温经汤法调补，此方不宜。

方义：仲景《金匮要略》方法，妇人有癥瘕块或妊娠漏下，用桂枝茯苓丸去癥安胎。此方是桂枝茯苓丸改汤，桂枝温暖调营血，芍、丹活血散瘀积，桃仁通血闭癥瘕，茯苓除心下结痛。古方今用效卓然，瘀行癥化身自安。

附注：长春在慈城曾治一妇人，月经停十月，腹大似孕，按之腹坚硬，行动饮食如常，投以此方三剂，月经行胀消。又一九七四年治一妇人，患子宫肌瘤，腹痛甚剧，西医主张用手术摘除，病人不同意，来我院门诊，即用此方治疗，来月经甚多，再经三家医院检查，肌瘤消散，病愈。

瓜蒌汤治乳房胀痛乳痈红肿

处方：瓜蒌皮、仁各15克，生甘草3克，当归9克，乳香3克，没药3克，银花9克，白芷3克，青皮3克，蒲公英24克，红花6克。

主治：乳房胀痛，乳痈红肿，坚硬作痛，男子乳核胀痛，妇女哺乳期乳红肿成痈，亦有因发高热后所遗，舌红苔黄腻，脉象弦滑。

禁忌：若虚寒体质，畏寒，乳房起硬块，无红肿，舌质淡白无苔，脉象沉细，此乃阴寒气滞，阳气不流通，宜用温暖药，忌服本方。

方义：乳房属肝胃二经，而乳痈多由于气血郁结热壅不散所致。本方主药为瓜蒌，本品原系清肺化痰宽胸散结药，用于乳痈初起，与蒲公英、乳香、没药配合，有消肿散结的功效。当归养血，红花活血。白芷功能消痈肿，与瓜蒌、蒲公英同用，消乳痈有显效。青皮疏肝散结，甘草、银花清热解毒。组合成方，对乳痈有消炎止痛，活血通络之效。

加减：若患乳房肿痛，小儿仍在吮乳，宜加疏通乳腺催乳药，加羊乳12克、王不留行子9克、穿山甲6克，炒透研末吞服，若有恶寒者，去银花，加防风6克、浙贝母9克。

芦根饮子治妊娠子嗽（热咳嗽）

处方：活水芦根30克，黄芩9克，竹茹9克，知母9克，生甘草9克。

主治：妊娠热咳嗽（子嗽）。青年妇女怀孕后感受风热，嗽久不止，脉象滑疾，舌深红苔黄滑，胃纳平常，大便燥结。

禁忌：若妊娠体寒咳嗽，痰薄白，脉象沉迟，舌淡红，苔白，属寒咳忌服。

方义：芦根、竹茹清解风热，宣达肺气，使肺燥解除；黄芩、知母清肺安胎，佐以生甘草和中，兼能协调苦寒药性以归于平。历年临床应用，多收到良好效果。

加味生化汤治产后血瘀腹痛

处方：全当归15克，川芎6克，炙甘草1.5克，炮姜炭1.5克，桃仁10粒，参三七（研吞）3克，荆芥炭1.5克，加陈老酒一盅和水同煎药。

主治：新产恶露不行，血瘀腹痛，并治产后洗浴，风入子宫，少腹作痛，阴道流血，点滴不止，脉迟，舌色淡红，苔薄，无发热者。

禁忌：凡有外感，口干，舌赤，必须与治外感方合用，标本兼顾，本方不能单独服。

方义：当归、川芎、桃仁善去旧血，以生新血；佐炮姜、炙甘草温暖子宫；增加参三七养元神，生津液去瘀止痛；荆芥炭治产后外感百病。

鹭鸶涎丸治小儿百日咳

处方：鹭鸶涎，苦杏仁，生甘草，射干，生麻黄，蛤壳（煅）粉，炒山栀，天花粉，牛蒡子，青黛，生石膏，细辛。此十二味药用量制法从略。

主治：小儿百日咳，咳嗽连声不绝，吐胶粘痰液，面目浮肿，脉滑，舌红苔白滑。

禁忌：小儿一般感冒咳嗽忌服。

方义：百日咳中医病名为顿咳，是常见传染病之一种，对小儿危害甚大。此方以麻杏石甘汤加味，主要是用逐邪解毒宣肺以治表，清肺化痰润燥以治里，其中细辛是辛温药，能治咳逆上气，豁痰，为麻杏石甘反佐药；射干有小毒，能治咳逆上气，喉痹咽痛，能消散瘀结，因百日咳喉间有痰鸣声，故采用射干与鹭鸶涎，专清咽喉逐胶粘痰；青黛能治时行疫气解毒。全方用药标本兼顾，历年用此方治小儿百日咳，疗效满意。

卷六 要药分类

药性气味功用忌宜总诀

（一）知药味

辛辣入肺能疏散，苦味入心能泻火，甘味养胃能补脾，酸味入肝主涵敛，咸味入肾以软坚。

（二）识药性

轻者能浮且能升，可以上入心、肺经；重者能沉又能降，药物内实能攻里；药的桠枝达四肢，用药的皮走皮肤；药的苗端透清窍，果木取心入脏腑；干燥的药行气分，滋润的药入血分。

（三）讲究气味

寒热温凉是药气，酸苦甘辛咸淡是药味。气属阳而专主升，味属阴而主降下。气厚属于纯阳类，味厚多属纯阴类。味薄谓之阴中阳，气薄谓之阳中阴。气薄药性多发泄，气厚药性多发热；味厚药性能降泻，味薄药性能疏通。辛甘发散属于阳，酸苦涌泄谓之阴；咸味降泄亦谓阴，淡味渗泄谓之阳。用气取其动能行，用味取其静能守。

（四）明白宜忌

欲表散者忌酸寒，欲降下者忌辛甘。阳旺多火忌热辣，阳衰体虚忌沉寒。上盛体质忌升散，下实体质忌秘涩；上虚体质忌降药，下虚体质忌泄泻。甘甜忌于中满症，苦寒勿施于假热。

能记上述四要诀，可懂中医用药法。

要药分类[1]

（一）治风门药类之一——散风解表

防风：甘温，除风止痛，骨节痹疼，炭治崩中；对破伤风痉，亦能奏效。

荆芥：辛温，入于肝经，能清头目，散风利咽，治疮消瘀，发汗愈痉。

白芷：辛温，解表祛风，排脓止痛，寒热头风，漏下赤白，血闭阴肿。

羌活：辛苦微温，风寒湿痹，痠痛不仁，恶寒发热，项强难伸。

辛夷：辛温，风头脑痛，温中解肌，利窍通鼻，配伍防芷，鼻渊有功。

薄荷：辛凉，发汗解表，头目风热，通利关节，心腹胀满，下气消食。

秦艽：苦平，寒热邪气，肢节挛痛，寒湿风痹，酒疸谷疸，发热亦医。

桑叶：苦甘寒，疏散风热，清轻解表，痰嗽咳逆，

〔1〕 本卷“要药分类”下各药性味、功效、主治等的表述，与当今略有不同，且标点符号的使用也有不妥，但因原书“每以四言韵语缀成”，重刊书原貌也不便较多改变，望读者鉴谅。

明目清肝，祛风凉血。

白菊花：苦平，疏散风热，头眩目肿，胸中烦热，风旋脑痛，清肝明目。

蝉衣：甘寒，小儿惊痫，麻疹不透，皮肤风淫，头风眩晕，宣肺开音。

柽柳（又名西河柳）：甘平，透达麻疹，通利小便，止风湿疼。

（二）治风门药类之二——驱风湿通关节

蔓荆子：苦微寒，治风头痛，止目睛痛，脑鸣流泪，搜逐肝风。

桑枝：苦平，遍体风痒，皮肤干燥，水气脚气，风气拘挛，风热臂痛。

威灵仙：苦温，祛风治湿，心胸痰水，癥瘕痃癖，手足麻痹，冷痛腰膝。

石楠叶：苦辛平，有小毒，能养肾气，疗脚软弱，治头风痛，祛风通络。

独活：苦温，祛风胜湿，通痹止痛，风寒所击，女子疝瘕，两腿发木。

白附子：辛温（生附有毒），既逐风痰，又祛寒湿，中风失音，偏正头痛，四肢疼疾。

豨莶草：苦寒，既驱风湿，又强筋骨，四肢麻痹，骨痛膝弱，风湿泄泻，湿热疮毒。

制南星：苦温（生南星有毒），心痛寒热，结气积聚，风眩痰积，中风麻痹，破伤风痉。

鹿衔草：苦平，风痹湿痹，历节疼痛，肾虚腰痛，治亦有功，风病自汗，吐衄皆用。

苍耳子：甘温，风寒头痛，风湿痹疼，四肢拘挛，鼻渊涕浓。

明天麻：甘平，平肝息风，通络止痛，四肢拘挛，风眩头痛，利腰强筋，痫惊必用。

芎䓖：辛温，活血行气，中风入脑，头痛寒痹，筋挛缓急，妇人血闭，上行头目，下行血海。

海桐皮：苦平，祛风通络，化湿泄热，腰腿不遂，血脉顽痹，肩臂痹痛，水肿亦宜。

老鹳草：苦微辛，能强筋骨，去慢性关节疼痛。

青风藤：性温味辛，祛风活血，关节炎痛，跌打损伤，陈旧腰痛。

青松针：性平气芳，驱络脉风，燥血中湿，历节风痛，阴囊湿痒，治红斑痧，风心病。

千年健：气香烈，治风气痛，强壮筋骨，止胃痛。

鸟不宿：性热，追风定痛，风毒流注，跌打劳损。

蚕砂：甘辛，风痹瘾疹，消渴癥结，头风赤眼，祛风除湿。

（三）治风门药类之三——清热息风化痰定惊

钩藤：微寒，清热平肝，息风镇痉，治头目眩，惊痫寒热，热瘛瘈疭。

羚羊角：寒，能除惊痫，平肝舒筋，清热明目，伤寒时气，四肢抽搐，晕眩昏仆，内风能伏。息风解痉，疏散风热，可治瘾疹。

僵蚕：咸平，小儿惊痫，痰结口噤，中风失音，用之亦灵；瘰疬结核，各有所应。

牛蒡子：辛平，疏散风热，祛痰止咳，起发斑疹，清热解毒，散结消肿，透发清泄。

茯神木：平，宁心安神，风眩心虚，非此不除，口面㖞斜，筋挛不语，惊悸健忘，失眠亦治。

淡竹沥：甘寒，化痰清热，中风风痹，烦闷消渴，喘嗽痰滞，失音不语。

天竺黄：甘寒，清化热痰，凉心定惊，去诸风热，明目镇心，中风痰壅，不语失音。

(四) 治风门药类之四——毒性药治惊痫

川乌头：辛温（有毒，制后毒减），诸风风痹，心下坚痞，除寒止痛，行经破积。

草乌头：辛温（生大毒，制过毒减），中风寒痹，积聚寒热，消胸上痰，除心腹痛。

蝎：甘辛平，有毒，息风解痉，止痛散结，半身不遂，中风语涩，口眼㖞斜，手足抽掣，小儿惊痫，用之必得。

蜣螂虫：咸寒，有毒，小儿疳蚀，惊痫瘈疭，腹胀寒热，大人癫狂，膈气吐食。

蜈蚣：辛温有毒，小儿惊痫，脐风口噤，散蛇虫毒，祛风解痉。

白花蛇（蕲蛇）：甘咸温有毒，祛风通络，透骨搜风，中风不仁，麻木痹痛，筋脉拘急，癞癣恶疮。

(五) 治寒门药类之一——辛温逐寒解表

麻黄：苦温，发汗解表，宣肺平喘，咳逆上气，寒热温疟，水肿风水。

桂枝：辛温，上气咳逆，结气喉痹，通利关节，心痛胁痛，宣通气血。

苏叶：辛温，下气除寒，解肌发表，疏散风寒，行气宽中，消痰利肺。

细辛：辛温，发散风寒，祛风止痛，温肺化饮，咳逆上气，头痛齿疼，破痰利水，益肝胆气。

葱白：辛平，伤寒中风（是感冒中风，与脑病中风不同），寒热头痛，解表发汗，除风湿痛，解鱼肉毒。

生姜：辛温，伤寒头痛，咳逆上气，能止呕吐，去水气满，解毒消胀。

（六）治寒门药类之二——温暖回阳驱寒温中

肉桂：辛温，强阳助火，温暖利尿，奔豚疝瘕，流通血脉，治心腹痛。

附子：辛温（生的大毒），回阳救逆。寒湿痿痹，拘挛筋急；温暖脾肾，强心救脱。

干姜：辛温，主治胸满，咳逆上气，温中止血，能止泄泻，寒冷腹痛。

吴茱萸：辛温，温中下气，止痛除痹，咳逆寒热，润肝燥脾，开郁化滞。

炮姜：辛苦温，温暖止血，暖胃守中，脾虚失血，产后发热，去瘀生新。

石硫黄：温，妇人阴蚀，壮阳逐寒，杀虫燥湿，风秘便难，阴水腹胀。

石钟乳：甘温，温肺助阳，化痰平喘，咳逆上气，能下乳汁，泄精寒嗽，补命门火。

玄精石：咸温，除风冷邪，妇人痼冷，心腹积聚，止痛解肌，阴证伤寒。

胡芦巴：苦大温，脏虚冷气，腹胁胀满，疝瘕脚气，暖煦命门。

（七）治寒门药类之三——温暖止痛开胃消食

高良姜：温，暖胃止痛，霍乱转筋，解酒消食，宽舒噎膈，温消冷癖。

胡椒：辛热，去痰消食，下气温中，除胃冷积，心腹猝痛，杀鱼肉毒。

小茴香：辛温，小肠气胀，开胃健脾，散寒止痛，杀虫消食。

大茴（又名八角）：辛温，理气止痛，补命门火，止癞疝疼。

丁香：辛温，温暖脾胃，呕呃可疗，消胀醒胃，辟恶杀虫，解蟹果毒。

川椒：辛温，温暖脾胃，杀虫止呕，治咳下水，散寒除湿，解郁破癥，治痛除泻，温暖命门。

（八）治暑门药类——清暑解表和中导滞

香薷：辛微温，祛暑化湿，腹痛吐下，能散水肿，调中温胃，脚气寒热。

藿香：微温，和中化湿，止心腹痛，助胃进食，暑月吐泻，不可或缺。

青蒿：苦寒，善解暑热，疥瘙痂痒，骨蒸劳热，血虚阴虚，低热俱失。

人参叶：微苦甘，清中带补，益肺和肝，生津止渴，能解暑热，善降虚火。

白扁豆花：甘平，功专清暑，调和脾胃。

（九）治湿门药类之一——化湿解表消滞

大豆卷：甘平，通达宣利，清热化湿，湿痹筋挛，膝痛周痹，水病胀满，胃中积热。

厚朴：苦温，消痰消食，腹痛胀满，下气亦捷，肺家气胀，膨而喘咳。

苍术：苦温，解表祛湿，山岚瘴气，防病辟疫，解郁治痰，暖胃消谷。

茅术：功用与苍术同，苍术解表，茅术化湿，各有专长，用贵相得。

滑石：甘寒，身热泄澼，癃闭尿少，黄疸寒热，主治石淋，暑热烦渴。

茵陈：苦平微寒，清利湿热，热结黄疸，头脑热痛，眼热赤肿。

草果仁：辛温涩，除寒燥湿，健脾消食，开郁破气，专治湿疫。

佩兰：辛平，辟秽化浊，湿浊内蕴，脘痞不饥，脾瘅口甘，口臭亦医。

地肤子：苦寒，清利湿热，利膀胱热，皮肤湿疮，尿闭亦得。

（十）治湿门药类之二——去风湿消肿胀利尿道

薏苡仁：微寒，筋急拘挛，不可屈伸，久风湿痹，干湿脚气，水肿肺痈。

防己：辛平，祛下焦湿，泻血分热，支饮水肿，风湿痹痛，外达皮肤，下通二便。

萆薢：苦平，善祛风湿，周痹湿痹，腰脊强疼，失溺便频，遗浊茎痛。

杜赤小豆：甘酸平，清热利水，能下水肿，利尿消胀，热痹脚气，痈肿脓血，一般可治。

对坐草（别名过路黄）：利水通淋，清热消肿，反胃噎膈，水肿臌胀，黄白火疸，脱力虚黄。

白毛藤（一名白英）：苦平，风湿骨痛，黄疸水肿，化湿消胀，活血追风。

猪苓：甘平，利水渗湿，治淋带浊，心中懊侬，通身肿满。

茯苓皮：平，水肿肤胀，开通水道，通达腠理。

泽泻：甘寒，渗湿消肿，风寒湿痹，消渴停饮，五淋尿血，头眩耳鸣。

通草（古名通脱木）：甘淡寒，通利阴窍，五淋癃闭，退肿泻肺，退热下乳。

海金沙：甘寒，湿热肿满，热淋膏淋，血淋石淋，茎痛尿涩，清热解毒。

土茯苓：甘淡平，调中止泻，强健脾胃，驱逐风湿，能治梅毒。

水萍：辛寒，暴热身痒，下水宣汗，消肿利尿。

（十一）治燥门药类——润燥止渴

火麻仁：甘平，补中复脉，润脏利肠，风热结燥，消膈热痰，乳痈肿毒。

瓜蒌：苦寒，主治胸痹，润燥通腑，平肝缓急，胁肋疼痛，乳痈结核。

柏子仁：甘平，益气止汗，惊悸恍惚，益血润肝，益智宁神，定魄安魂。

蜂蜜：甘平，益气止痛，润燥通腑，消化饮食，治卒心痛，解毒杀虫。

（十二）治火门药类之一——清火退热

鲜金钗：苦寒，夏暑炎蒸，湿热内困，胸闷烦躁，口苦纳钝，舌红苔黄，服此奏效。

淡竹茹：微寒，呕哕噎膈，温病寒热，吐血崩中，肺痿气逆，妊妇胎动。

芦根：甘寒，消渴客热，反胃呕逆，胃热不食，伤寒内热，噎哕（呃）不息。

黄芩：苦平，诸热黄疸，肠澼泄痢，治胃中热，痰热火咳，小腹绞痛。

黄连：苦寒，热气目痛，肠澼腹痛，下痢血脓，调胃厚肠，郁热烦躁。

淡竹叶：甘寒，胸中痰热，咳逆上气，吐血消渴，凉心益气，除热止惊。

淡豆豉：微苦微寒，解表除烦，伤寒头痛，寒热瘴气，时疾热病，烦躁满闷。

连翘：苦平，寒热鼠瘘，瘰疬痈肿，恶疮瘿瘤，结热蛊毒，心经客热。

生石膏：辛大寒，中风寒热，逆气惊喘，口干舌焦，肺胃热炽，时气头痛，烦躁斑疹。

金银花：小寒，寒热身肿，热毒血痢，清热解毒，治风湿气。

夏枯草：苦辛寒，寒热瘰疬，鼠瘘头疮，破癥散瘿，明目养肝。

大青叶：大寒，时行热病，温疫丹毒，热毒下痢，肝胆湿热，神昏发斑，热入营血。

山栀：苦寒，凉血利尿，心中烦闷，除时疾热，黄疸五淋，解热郁结。

按：生山栀能作吐，对肝炎黄疸起解表清热化湿作用，焦山栀清胸膈郁热，凉血效好。

黄柏：苦寒，肠胃结热，黄疸泄痢，漏下赤白，目热赤痛，泻火利尿。

茅根：甘寒，凉血利尿，瘀血血闭，劳伤虚羸，吐血衄血，热在肠胃，五淋水肿，黄疸能解。

银柴胡：甘微寒，清热凉血，骨蒸劳热，小儿五疳，羸瘦内热，盗汗口干。

葛根：甘平，除痛解肌，发表透疹，呕吐消渴，升阳生津，解酒散郁。

忍冬藤：甘寒，清热解毒，温病发热，痈疽疥癣，恶疮肿毒，热毒血痢。

知母：苦寒，消渴热中，肢体浮肿，伤寒烦热，骨蒸劳热，滋肾利尿。

鲜生地：甘寒，凉血清热，吐血衄血，下血溺血，齿血牙痛，斑疹咽痛。

大生地：甘寒，能消温热，骨蒸烦热，兼破瘀血，胎产劳伤，填髓长肉。

（十三）治火门药类之二——泻火通腑

生大黄：苦寒，能下瘀血，破癥瘕积，血闭寒热，留饮宿食，荡涤肠胃，通利水谷，推陈致新，调中化食。

朴硝：苦寒，寒热邪气，六腑积聚，结固留癖，胃中热结，力能荡涤。

玄明粉：辛咸寒，心热烦躁，宿滞癥结，软坚润肠，能消肿毒。

火硝：苦寒，五脏积热，胃胀热闭，涤去蓄结，化石破积，散坚治胀。

番泻叶：甘苦寒，泻热导滞，胸腹胀满，便秘积滞，臌胀水肿。

芦荟：苦寒，泻热通便，明目镇心，杀虫凉肝，癫痫疳热，为泻大肠药。

（十四）治气门药类之一——补气纳气和胃宽胸调气止痛

黄芪：甘温，敛汗固表，生肌排脓，补气有效，利水消肿，脑弱昏厥。

沉香：辛温，风水毒肿，消除恶气，主心腹痛，喘急气淋，温肾止呃。

苏子：辛温，降气温中，纳气定喘，开膈宽胸，润肺利肠，止嗽豁痰。

甘草：甘平，温中下气，伤脏咳嗽，通利经脉，腹中冷痛，除邪解毒。

注：炙甘草是温中下气，生甘草是除邪解毒。

砂仁：辛温，温暖脾胃，寒饮痞胀，噎膈呕吐，养胃进食，止痛安胎。

广木香：辛温，辟邪安寐，治心腹痛，散滞和胃，行肝经气，实肠治痢。

陈橘皮：苦辛温，胸中逆气，下气止呕，治咳化痰，消谷止泄，开胃治呃（橘红有宣表作用，用于风寒咳嗽）。

九香虫：咸温，膈脘滞气，胀闷阵痛，脾肾亏损，阳痿腰痛。

旋覆花：咸温，消痰平喘，降逆下气，结气胁满，惊悸水逆，开胃止呕，消坚治噫。

薤白：辛苦温滑，散结滞气，久冷泻痢，胸痹刺痛，肺气喘急。

佛手柑：辛苦酸温，理气化痰，呕吐咳喘，气郁腹痛，胸膈胀满。

（十五）治气门药类之二——破气开郁消痞除胀

香附：微寒，开郁除烦，胁下气胀，痞满腹痛，发表理气，调经治崩（治崩漏用醋炒）。

天仙藤：温，疏气活血，治心腹痛，妊娠水肿，疝气作痛，达郁疏肝。

槟榔：温涩，消谷逐水，除痰杀虫，宣利壅滞，水肿脚气，诸疟瘴疠。

枳实：苦寒，胸胁痰癖，寒热泄痢，消胀破结，消食散瘀，去胃湿热。

枳壳：苦微寒，开泄肺气，胸膈痰滞，逐水消胀，肠风痔疾，里急后重。

大腹皮：辛微温，水气浮肿，脚气壅逆，胎气恶阻，疏气降逆。

白檀香：辛温，消风热肿，止心腹痛，噎膈吐食，调脾肺气。

厚朴花：苦温，理气化湿，胸膈胀闷，舌苔粘浊，纳食呆钝，服此舒适。

橘核：苦平，入厥阴经，闪气腰痛，膀胱气痛，小肠疝气，阴核肿痛。

枸橘：色青气烈，破气散热，疗疝气痛，治胃脘疼。

荔枝核：甘温涩，主治心痛，小肠气痛，妇女瘀痛，疝气㿗肿。

香橼皮：辛苦酸温，下气化痰，心下气痛，痰饮咳嗽，气逆呕吐。

乌药：辛温，心腹气痛，中气气厥，脚气疝气，宿食不消，小儿虫积。

预知子（一名八月札）：苦寒，疏肝理气，治脘胁痛，痃瘕气块，能消宿食。

（十六）治血门药类之——活血止血去瘀生新

当归：甘温，行气活血，去瘀生新，养血调经，排脓通痹，止心腹痛。

当归尾：甘温，破血通络，温中止痛，产后恶血，寒瘀胁痛。

丹参：苦微寒，养血去瘀，心腹邪气，破癥除瘕，崩漏带下。

续断：微温，补续筋骨，崩中漏血，通利关节，妇女乳滞，腰痛脚弱。

阿胶（一名驴皮胶）：心腹内崩，女子下血，虚劳咳嗽，喘急肺痿，益气止痢。

黄明胶：甘平，吐血衄血，痢疾血淋，妊娠下血，风湿疼痛。

参三七：甘微苦，止血散血，定痛治伤，吐衄血痢，崩漏血晕。

红花：辛温，去瘀生新，润燥止痛，散肿通经，中风风痹，流通血行。

花乳石（一名花蕊石）：酸涩，外敷金疮，内消瘀血，失血伤损，虚劳吐血。

茜草：苦寒，寒湿风痹，止血内崩，能治蛊毒、吐血泻血、骨节风痛。

莲房：苦涩温，化瘀止血，血胀腹痛。经血不止，漏胎下红。小便血淋，亦有殊功。

荷蒂（一名荷鼻）：苦平，功效安胎，能去恶血，保留好血。

侧柏叶：微温，吐血衄血，血痢溲血，崩中赤白，历节疼痛，敷汤火伤。

蒲黄：甘平，凉血活血，止血消瘀，瘀结寒热，利尿止痛，生炒各别（生用行血，炒用止血）。

艾叶：苦微温，能止吐血，妇人崩漏，衄血下血，辟散风寒，安胎亦得。

仙鹤草：苦涩微温，吐血咯血，结核瘰疬，肠风下血，崩漏带下。

大蓟：甘温，治赤白沃，吐血鼻衄，止血安胎。

小蓟：甘温，破瘀生新。

白头翁：苦寒，清热解毒，凉血治痢，热积腹痛，癥瘕积聚。

月季花：甘温，活血调经。

降真香：辛温，烧之辟疫，外敷金疮，定痛生肌，内服调气，兼能止血。

棕榈皮：苦涩，止吐衄血，带下崩中，陈久棕炭入药尤良。

牛角䚡：苦温，下闭积血，瘀血疼痛，血崩血痢，赤白带下，烧末酒服。

血余炭：苦微温，止血有功，吐衄崩中，赤痢血尿，消瘀补阴。

赤芍：酸苦微寒，泻肝郁火，散积瘀血；腹痛胁痛，除血痹，破坚积；疝瘕肠风，痈肿目赤；妇女经闭，桃仁拌入。

鸡血藤：苦微温，补血行血，舒筋活络，气血虚弱，手足麻木，男子虚损，不能生育，女子调经，作为良药，风湿痹痛，奏效亦速。

鸡血藤胶：月经不调，赤白带下，病干血痨，子宫虚冷，不能受胎，痛风湿痹，手足麻木。

五灵脂：甘温，入肝调血，血闭血崩，血气刺痛，胁肋瘀疼。

（十七）治血门药类之二——破血逐瘀通络止痛

桃仁：苦干，破瘀润燥，能杀小虫，宣络通经，热入血室，昏谵可除。

卷柏：辛平，专治女病，阴中寒热，癥瘕腹痛，脏毒下血，血闭停经。

姜黄：苦辛，小腹结积，散肿消痈，破血通经，风痹臂痛，下气消胀。

地榆：苦微寒，凉血止血，泻火敛疮，带下漏下，外敷烫伤，热痢疳痢，血痢肠风。

山茶花：辛甘微寒，破血消痈，跌打损伤，吐血咳嗽，肠风下血。

延胡索：辛温，破血调经，产后血病，心腹诸痛，散气通经，小便尿血。

莪术：苦辛温，妇女血结，丈夫奔豚，破散痃癖，积聚诸气，开胃消食。

三棱：苦平，消积止痛，老癖癥瘕，食积停滞，通肝积血，破瘀通经。

泽兰：苦微温，痈肿疮脓，血沥腰痛，通利关节，破血消癥，消产后肿。

益母草：微辛苦，浮肿下水，恶毒疔肿，活血破血，崩中调经。

刘寄奴：苦温，破血下胀，散血止痛，产后余疾，金创出血，折伤瘀血。

鸡冠花：甘凉，痔漏下血，赤白痢疾，崩带赤白。

马鞭草：苦微寒，活血通经，利水利尿，下部䘌疮，癥瘕血瘕，破血杀虫，血瘀肚胀。

乳香：微温，活血定痛，驱逐恶气，中风口噤，内服外用，消痈疽毒。

没药：苦平，破血止痛，定痛生肌，散血消肿。

卫矛（一名鬼箭羽）：苦寒，崩中下血，腹满汗出，除邪蛊疰，中恶腹痛，通经破癥。

䗪虫（一名地鳖虫）：咸寒，血积癥瘕，折伤瘀血，破坚下血。

干漆：辛温有毒，通月经闭，削坚结滞，破凝结瘀，能杀蛔虫。

苏木（原名苏方木）：甘平，产后血胀，恶露不尽；仆损瘀痛，去瘀消肿。

水蛭：咸苦平，有毒，破血祛瘀，通经消癥，月经闭结，欲成血劳。

血竭：甘咸平，金疮血出，伤折疼痛，破瘀止痛。

（十八）治痰门药类——导痰消积化痰软坚

姜半夏：辛温，生半夏有毒，燥湿化痰，消痞散结，心下满坚，呕吐咳逆，痰厥头眩，痰疟不眠。

白芥子：辛温，驱胸膈痰，暴风毒肿，四肢疼痛，咳嗽上气，胸胁支满。

莱菔子：辛甘，下气定喘，治痰消食，除胀利便，宣吐风痰，气胀气蛊。

海石：咸平，止渴治淋，化痰止咳，消结散瘿，亦治疝气，兼消疮肿。

礞石：甘咸平，下气坠痰，镇肝止痉，宿食癥块，积痰惊痫，咳嗽喘急，用之可平。

射干：苦平（有毒），咳逆上气，喉痹咽痛，心脾老血，消散结核，疟母癥结。

胆矾（原名石胆）：酸辛寒，女阴蚀痛，敷痔疮肿，能吐风痰，治喉痹痛。

硼砂（一名月石）：甘微咸，消痰止咳，破瘕消瘀，喉痹口疮，噎膈反胃。

矾石（白矾）：酸寒，寒热泄痢，阴蚀恶疮，痼热在髓，吐下痰涎，止痒解毒。

常山：苦寒，功专截疟，伤寒寒热，胸中痰结，导疟痰涎，力专效速。

藜芦：辛寒，有毒，蛊毒咳逆，泄利肠澼，吐上膈涎，杀诸虫毒。

蚌粉：咸寒，解热燥湿，清肺化痰，痰热喘咳，湿肿面浮，兼治瘿瘤。

（十九）治食门药类——消食解酒开积止痛

神曲：甘平，消化宿食，癥结积滞，暖胃健脾，脘闷腹胀，开郁下气。

山楂：酸温，消肉食积，行乳食停，治疝气痛，发痘透疹，恶露腹痛。

麦芽：咸温，消食和中，破除冷气，心腹胀满，补脾胃虚，产后回乳。

谷芽：甘温，消食化积，下气和中，启脾进食。

鸡矩子（一名枳椇子）：甘平，可治头风，能解酒毒，止渴除烦，去膈上热。

葛花：甘平，消除酒毒，肠风下血，清理伏湿。

红豆蔻：辛温，虚寒水泻，心腹绞痛，解酒止吐，去宿食积，噎膈反胃。

肉果：辛温，温消宿食，积冷腹痛，开胃解酒，泄痢赤白，暖胃固肠。

荜澄茄：辛温，消食下气，心腹气胀，暖胃增食，止呕除呃。

荜茇：辛温，温中下气，消食和胃，冷痰沃心，水泻虚痢，杀鱼肉腥。

（二十）治水门药类——破癥泻水利尿退肿导滞消胀

商陆：苦寒，有毒，泻水消肿，力猛效宕，喉痹不通，醋炒外涂。

巴豆：辛温有毒，破癥瘕结，利水谷道，消除水肿，通利关窍。

大戟：苦寒有毒，泻水逐饮，消肿散结，腹满急痛，利大小便，天行黄病，恶血癖块。

甘遂：苦寒有毒，大腹疝瘕，面目浮肿，留饮宿食，癥坚积聚，利水谷道。

千金子：辛温有毒，妇女血结，经闭瘀血，癥瘕痃癖，下恶滞物，水气肿胀。

芫花：辛温有毒，咳逆上气，咽肿喉鸣，消胸痰水，心腹胀满，水饮胁痛。

海藻：苦咸寒，瘿瘤结气，散颈硬核，膈病痰壅，逐水消肿。

昆布：咸寒滑，水肿积聚，瘿瘤瘘疮，阴囊肿㿗，项下卒肿。

枫树果（一名路路通）：治水肿胀，搜逐伏水，舒经通络，能治痹痛。

蝼蛄：咸寒，利大小便，通导石淋，大腹水肿。

郁李仁肉：味酸：大腹水肿，肢肿面浮，通利水道，肠燥便秘，破血润燥。

（二十一）治虫门药类——杀虫止痛消皮肤疮疥

鹤虱：苦辛小毒，杀虫要药，治虫心痛，淡醋和服，蛔蛲虫患，肉汁吞服。

雄黄：甘温，辟恶杀虫，积聚癖气，中恶腹痛，伏暑泄痢，疟疾寒热。

使君子：甘温，小儿疳积，杀虫疗泻，壮健脾胃，治疗虚热。

雷丸：苦寒，杀虫逐毒，小儿疳病，癫痫狂走。

绿矾：酸凉，燥脾伏湿，消疳积滞，肠风泻血，胀满黄肿，少量丸服。

乌梅：酸温平涩，下气除热，止久泻痢，蛔厥吐利，涌痰杀虫。

樟脑：辛热，开通关窍，宣利滞气，心腹寒痛，疥癣风湿，龋齿杀虫。

阿魏：辛平，杀诸小虫，破除癥积，消除肉积，恶疰腹痛。

楝根皮：苦微寒微毒，能杀蛔虫，通利大肠。苦酒和涂，疥癣甚良。

皂荚刺：辛温，治风杀虫，痈肿妬乳，风疠恶疮，煎涂疮癣。

大风子仁：辛热有毒，攻毒杀虫，风癣疥癞，杨梅诸疮。

蟾蜍：辛凉微毒，能杀疳虫，有虫恶疮，小儿疳积，面黄劳瘦，破伤风病。

（二十二）治毒门药类之一——清火消炎凉血解毒

蒲公英：平凉，消散乳痈，解毒消肿，能散滞气，健胃止痛。养阴凉血，亦治肺痈。

野菊花：苦辛凉，有小毒，调中止泄，痈肿疔毒。天泡湿疮，能降血压。

地丁草：辛寒，痈疽发背，疔肿瘰疬，肿毒恶疮，黄疸内热，清湿热毒，外敷内服。

蚤休（草河车）：苦微寒有毒，惊痫发搐，摇头弄舌，热气在腹，杀虫除疟，能解蛇毒。

紫草：苦寒，凉血解毒，活血利肠，透疹防疹。

紫背天葵子：甘寒，破坚消核，解毒止痛，痈疽肿毒，疔疮瘰疬，跌仆损伤，诸石五淋。

白鲜（俗名白鲜皮）：苦寒，黄疸热黄，酒黄，急黄，谷黄，劳黄，女子阴痛，热毒疥癣。

金果榄：微苦寒，咽喉急痹，内外结热，遍身恶毒，瘴疠喉蛾，磨涂疔疮，火毒咳嗽。

黑大豆：甘平，利水下气，制诸风热，活血解毒。

鱼腥草（蕺草）：辛微温有小毒，消散热毒，痈肿疮痔，病毒肺炎，消肿利尿。

贯众（现通呼管仲）：苦微寒，清热解毒，破癥止血，崩中带下，斑疹毒火。

升麻：甘苦平，解毒辟疫，中恶腹痛，阳陷眩晕，崩中下血。

人中白：咸平，降火消瘀，主治鼻衄，咽喉口齿，生疮疳䘌。

（二十三）治毒门药类之二——热毒昏狂疮疡肿毒

白蔹：苦平，痈肿疮疖，散结止痛，除目中赤，阴中肿痛，带下赤白。

山豆根：苦寒，清热利咽，消疮肿毒，高热急黄，咽喉肿毒。

玳瑁：甘寒，解百药毒，心风烦热，蛊毒痘毒，急惊客忤，热结狂言。

犀角：苦酸咸寒，清热凉血，伤寒温疫，时疾火毒，狂言妄语，吐衄下血。

黄土：甘平，泄痢赤白，腹内邪热，绞痛下血，解诸药毒，肉毒菌毒。

蟾酥：甘辛温，小儿疳疾，发背疔疮，一切恶肿，喉痹乳蛾，风虫牙痛。

炉甘石：甘温，止血消肿，解毒生肌，收湿除烂，明目去翳。

黄药子：苦平有小毒，凉血降火，消瘿解毒，喉痹瘿气，蛇犬咬毒。

山慈菇：甘微辛有小毒，痈肿疔疮，瘰疬结核，醋磨敷之，解蛇虫毒。

紫荆皮：苦平，活血行气，消肿解毒，妇女疼痛，经水凝涩。

生首乌：苦涩，凉血解毒，通腑润肠；疮疡痈肿，头面风疮；痔疮癣疥，皮肤湿毒。

（二十四）治心病药类之一——大补元气强心救脱

吉林参：甘，补气安神，除邪益智，止渴生津，心腹虚痛，调荣养卫。

别直参：温，疗肠胃冷，心腹鼓痛，胸胁逆满，温养生气，强心救脱。

西洋参：寒，滋阴降火，热病后期，除烦生液，舌光赤绛，益气清热。

黄精：甘平，补虚填精，理脾润肺，咳渴均医；祛除风湿，强心益力。

紫河车：甘咸温，血气虚羸，妇人劳损，虚损劳极，峻补精血。

紫石英：温，主心腹痛，咳逆消渴，子宫风寒，镇心养肝，定惊安魂。

龙齿：凉涩，镇惊安神，癫疾狂走，惊痫诸痉，心悸失眠，用之宁静。

（二十五）治心病药类之二——镇静安神化瘀止痛

郁金：辛苦寒，血积气壅，破瘀开郁，凉心定狂，治心胃痛。

远志：苦温小毒，咳逆伤中，益智利窍，定心止悸，能治健忘，坚壮阳道。

朱砂：甘寒，养神安魂，烦满消渴，中恶腹痛，惊悸怔忡，解毒清心。

牛黄：苦平，清热凉心，惊痫寒热，热盛狂痉，利痰镇痉，失音口噤。

茯苓：甘平，胸胁逆气，心下结痛，寒热烦满，止渴消痰，除湿利尿。

琥珀：甘平，安魂定魄，消瘀通淋，生肌止血；能止心痛、产后腹痛。

茯神：甘平，宁心安神，心虚风眩，五劳口干，惊悸善忘，功胜茯苓。

石菖蒲：辛温，风寒湿痹，咳逆上气，开通心孔，能通九窍，开音治聋。

淡竹叶草：甘寒，清心除烦，解热利尿。

小麦（俗名淮小麦）：甘微寒，除烦止渴，收汗利尿，善养心气，心病宜食。

（二十六）治肝药类之一——清肝阳降肝火退寒热止疼痛

夜明砂：寒，肝经血热，目盲翳障，活血消积，疟母寒热，小儿疳积。

金铃子（川楝子）：苦寒，理气止痛，杀虫利尿，热厥心痛，小肠疝气，伤寒里热，肝厥腹痛。

槐角（原名槐实）：苦寒，五心邪气，子脏急痛，脑热风眩；凉肝清肠，兼能明目。

槐米：苦平，便红血痢，清肠疗痔，目赤能明。

胡连：苦寒，清热燥湿，骨蒸劳热，五心烦热，寒热泄痢，小儿疳积。

青皮：辛温，破积治膈，肝经积气，胁痛疝气，消散乳肿，疏肝胆气。

玫瑰花：温，和血行血，损伤瘀痛，理气破积；辟秽和肝，开达郁结。

白芍：苦平，邪气腹痛，血痹坚结，寒热疝瘕，止痛利尿，泻肝安脾。

白薇：苦咸平，暴中风症，狂惑无知；风湿灼热，多眠热淋。

龙胆（俗名龙胆草）：苦涩寒，清热燥湿，惊痫邪气；胃中伏热，时气热痢；去睛黄赤，骨间寒热。

木贼草：甘微苦，益肝散郁，发汗解肌，消积痞胀，退目疾翳。

青黛：咸寒，解热药毒，小儿惊痫，疳积杀虫，泻肝郁火，天行头痛。

刺蒺藜：苦温，恶血癥积，身体风痒，咳逆伤肺，散肝明目。

北秦皮：苦微寒，目睛翳膜，两目赤肿，风泪不止，热痢下重，妇人带下。

蕤仁：甘温，目赤伤痛，消心下结，能治不眠。

海螵蛸（乌贼骨）：咸温，血枯血瘕，经闭崩带，下痢疳疾，目翳流泪。

川牛膝：甘微苦平，袪风利湿，通经活血，脚膝疼痛，脚痿筋挛，血淋尿血。

络石藤：苦温，风热犯肌，除邪养肾，主腰髋痛，通利关节，坚强筋骨。

（二十七）治肝药类之二——滋阴潜阳镇逆救脱

鳖甲：咸平，滋肝肾阴，劳瘦骨热，疟母石淋，散结消痞，除胁腹癥，坚积寒热，用之必应。

牡蛎：微寒，软坚散结，平肝潜阳，收敛固涩，带下赤白，胁下痞热，止汗化痰，除疝瘕结。

密蒙花：甘平，青盲肤翳，赤肿眵泪，消目赤脉，疳气攻眼，润肝明目。

茺蔚子：辛甘微温，明目益精，血逆头痛，活血养肝，调女经脉，崩中带下，亦是要药。

决明子：咸平，助肝益精，头风热痛，青盲目暗，眼赤泪淋。

石决明：咸平，目障翳痛，肝肺风热，头目眩晕。

山茱萸肉：酸平，肝虚寒热，逐寒湿痹，头风晕眩，兼脑骨痛，温肝敛脱，用之必中。

（二十八）治脾药类——健脾消食暖中化积

东洋参：温，补脾胃气，肥儿消积，强壮治痢，气陷脱肛，得此升提。

党参：甘平，补中益气，调和脾胃，润肺生津，健运脾气，宽胸进食。

鸡内金：甘平，主治泄利，小便频遗，止烦除热；反胃吐食，消导酒积。

山药（原名薯蓣）：甘平，补中益气，头面游风，头风眼眩，腰痛羸瘦，健脾止泄。

荷叶：苦平，生发元气，苦涩治泻，清芬悦脾；血症常用，鲜叶清暑。

甘松：甘温，温脾和胃，心腹满痛，开郁理气。

生姜皮：辛凉，能消浮肿，腹胀痞满，调和脾胃。

霞天胶：甘微咸，开胃健脾，补中益气。宿饮癖块，痨瘵臌胀。

霞天曲：甘温，补脾益胃，酒湿伤中，停饮积痰。

白术：甘温，补脾燥湿，利水利尿，止汗除热，治风水结肿、泄泻要药。

山柰：辛温，暖中和脾，心腹冷痛，恶气瘴疠；驱逐寒湿，芳香理气。

（二十九）治肺药类之一——解表清肺宣肺开音化痰降气

前胡：微寒，下气解表，头痛能疗，宁嗽化痰，痞宽食消。

桔梗：微辛，辛开苦泄，宣肺祛痰，排脓除咳，治胸胁痛，消咽喉肿。治痢破积，亦可取用。

杏仁：苦温，咳逆上气，上焦风燥，头痛解肌；利胸膈气，消肿润肠。

空沙参：甘，解百药毒，宣利肺气，化痰止咳，消渴强中。

马勃：辛平，喉痹咽痛。清肺经热，凉血止衄，咳嗽失音，轻可去实。

闽党参：甘微苦，利肺治咳，顺气止呕，化痰和胃。

挂金灯（原名酸浆）：苦寒，轻入上焦，开音清肺，化痰止咳，湿热伏邪，目黄不食。

玉蝴蝶（又名千张纸，又名木蝴蝶）：微苦微寒，清解肺热，润利咽喉，治疗胃痛，功亦可奏。

枇杷叶：苦平，下气止呃，肺热咳嗽，清肺和胃，止衄止呕，酒渣赤鼻，用之亦瘳。

白蔻仁：辛温，专入肺经，兼通三焦，散气宽膈，解酒止吐，化湿除疟，疗效可取。

浙贝母：苦寒，开宣肺气，解毒利痰，风火痰嗽，散邪止痛，乳痈结核，亦建殊功。

马兜铃：苦寒，肺热咳嗽，痰结喘促，目突面浮，清肺降热；化痰治嗽，清肃治节。

羊乳（原名山海螺）：甘平，补气生津，健脾下乳，肺痈咳嗽，清热解毒。

百药煎：酸咸，清肺化痰，定喘解热，宣闭开音，生津止渴。

文蛤：咸平，咳逆胸痹，化痰软坚。

（三十）治肺药类之二——止咳下气消肿解毒

紫菀：苦温，化痰止咳，咳逆上气，辛散苦泄，胸中结气，咳吐脓血。

银杏（白果）：苦涩，温肺益气，定喘止嗽，生捣汁服；吐痰杀虫，缩尿止浊。

葶苈子：辛寒，泻肺定喘，下气消肿，通利水道，面目浮肿，肺壅上气，咳嗽喘促。

五倍子：酸平，敛肺止咳，涩肠止泻，湿痒癣疥。

白及：苦平，补肺止血，痈肿恶疮，生肌止痛。

桑白皮：甘寒。伤中羸瘦，五劳六极，去肺中水，唾血热咳，水肿腹满，用之有益。

粉沙参：甘苦微寒，清胃泻火，解毒止嗽，宁肺利气，通利尿道。

白前：微寒，胁肋逆气，咳嗽上气，呼吸欲绝，清肃肺气，治咳多用。

冬瓜皮：甘平，能祛风热，治皮肤肿。

天冬：苦平，润燥滋阴，咳逆喘息，肺痿吐脓，养肤治疥，治嗽消痰。

（三十一）治肺药类之三——养肺阴止咳逆开肺气疗虚劳

叭杏仁：甘平，止咳下气，养胃化痰，润燥补肺，虚劳咳嗽。

燕窝：甘平，大养肺阴，劳咳红痰，老年痰喘，反胃噎膈，止小便数。

北沙参：甘，补中益肺，胸痹心痛，久咳肺痿，寒热咳嗽，退热生津。

玉竹（原名萎蕤）：甘平，有节有液。干咳少痰，虚劳客热，风温自汗，劳疟寒热；能通能补，诸虚不足。

款冬花：辛温，咳逆上气，劳咳连连，肺痿吐脓，涕唾稠粘。

五味子：酸温，劳伤益气，咳逆上气，生津止渴，明目敛瞳，治久泻痢。

白石英：微温，消渴阳痿，除风湿痹，肺痿肺痈，咳逆上气。

百合：甘平，宁心安神，补中益气，保肺止咳，热病后遗，神思恍惚。

珠儿参：微寒，清肺降心，下气止血。齿痛极效，脏寒忌服。

孩儿参（一名太子参）：甘平，补气益血，生津止渴。肺脾两虚，咳嗽泄泻，心悸自汗，亦著治效。

川贝母：甘淡，清利肺气，止咳化痰，内伤咳嗽，烦热吐血，咽痛声嘶。

佛耳草：甘，能除寒嗽，止咳除痰，大开肺气。

（三十二）治肺药类之四——止血止汗

胖大海：甘寒，劳伤吐血，衄血下血，利咽清肺，干咳无痰，骨蒸内热。

童便：咸寒，久嗽上气，肺痿失声，吐血鼻衄，血闷热狂，滋阴降火。

冬虫夏草：甘温，保肺固卫，收敛自汗，止血化痰，劳嗽膈症，补精益肾。

蛤蚧：咸平，肺劳久咳，咳嗽上气，肺痿咯血，定喘止嗽，补肺退肿。

（三十三）治肾药类之一——补肾壮阳固精止遗

阳起石：温，强阳治痿，崩中漏下，癥瘕结气，妇女宫冷，腰痛带下。

仙茅：辛温，壮阳温肾，腰膝风冷，挛痹难行，心腹冷气，祛寒除湿。

锁阳：甘温，壮阳补肾，养筋治痿，益精养血，滑润便燥，可代苁蓉。

巴戟天：甘温，补肾助阳，祛风寒湿，腰膝酸软，强壮筋骨，少腹阴中，引痛不辍。

淫羊藿：温，阳痿绝伤，阴茎中痛，强健筋骨。

鹿角胶：甘平，伤中劳绝，腰脊酸痛，补中益气，崩漏赤白，尿精尿血。

覆盆子：平，益阴健阳，益肾缩尿，补肝明目。

磁石：辛寒，周痹风湿，肢节中痛，不可持物，健腰治聋，退障明目。

肉苁蓉：甘微温，五劳七伤，除茎中痛，通腑润肠，强阳益精，妇人癥瘕，带下阴痛。

桑螵蛸：咸甘平，梦寐恍惚，失精遗尿，阳痿五淋，止小便数。

龙骨：甘平，尿血泄精，崩中带下，除梦安神，止汗缩尿，小儿痫惊。

秋石：咸温，虚劳冷疾，噎食反胃，小便遗数，赤白带下，漏精白浊。

枸杞子：甘，补肾填精，止渴去烦，纳气强心，益肝明目，肾病消中。

熟地：甘微苦微温，三阴并补，填骨肉髓，益血生精，滋阴补肾。虚热能退，虚喘能宁，劳瘵咳嗽，用之多应。

狗脊（一名扶筋）：苦平，强腰补肾，周痹脚弱，寒湿膝疼，失溺肾虚，健骨续筋。

补骨脂：辛温，补肾助阳，治肾虚喘，逐腰膝冷；

温暖命门，治五更泄。

五加皮：辛温，益气疗躄，五缓虚羸，阳痿囊湿，腰脊痛痹，小便余沥。

杜仲：辛平，治腰膝痛，强筋壮骨，通利关节，益肾添精，润肝息风。

鹿茸：甘温，补髓益阳，漏下恶血，腰脊酸痛，虚损耳聋，目暗眩晕。

制首乌：微温涩，滋阴补肾，益血养肝，腰膝痠痛，遗精崩带，虚弱久疟，贫血萎黄。

（三十四）治肾病药类之二——滋阴潜阳降火利尿

刀豆子：甘平。益肾补元，温中下气，宣利肠胃，能止呃逆。

地骨皮：寒，去肾家风，骨蒸自汗，肺中伏火，消渴咳嗽，下焦虚热。

玄参：微寒，养阴清热，咽喉肿痛，目赤瘰疬；温邪入营，舌绛口渴；强阴益精，兼解斑毒。

女贞子：苦，补益肝肾，乌须明目，培养精神，腰膝疼痛，虚损烦热。

旱莲草（原名鳢肠草）：甘酸平，吐血血痢，滋益肾阴，偏正头痛，凉脑明目。

车前子：甘寒，养肝明目，强阴益精，治癃止痛，利水通淋，止暑湿泻，用之多应。

菟丝子：辛甘平，茎寒精出，溺有遗沥，养肌强阴，添精益髓，补肝脏虚。

金樱子：酸涩，脾泄下痢，止小便数，固涩精气。

骨碎补：苦温，行血止血，能补伤折，骨中毒气，肾虚牙痛。

金石斛：苦涩，伤中除痹，虚劳羸瘦，强阴益精，脚膝疼冷，小便余沥。（注：金石斛味极苦涩，能化湿除痹。）

南烛子：酸甘平，补益气力，固精益肾。

龟版：甘平，潜阳滋阴，腰膝痿弱，健骨益肾，阴虚骨蒸，血热崩淋，癥瘕痎疟，用此多应。

（三十五）治肠门药类——肠痈腹痛宽胀止泄

冬瓜仁：甘平，润肺化痰，消除烦满，可治肠痈。

皂荚子：辛温，和血润肠，大肠虚闭，膈闭痰涎。

赤石脂：温，腹痛肠澼，下痢赤白，崩中漏下，厚肠益胃，能收脱肛。

禹余粮：甘寒，咳逆寒热，便下赤白，血闭癥瘕，咳则遗矢，能固大肠。

败酱草：苦平，暴烈火疮，腹痈肿痛，破旧凝血，产后瘀痛。

马齿苋：酸寒，散血消肿，解毒通淋，赤白带下，疳痢肠痛。

诃子：苦温，敛肺实肠，消腹胀满，止肠澼泄。

红藤：苦平，解毒消痈，杀虫利水，能治肠痈。

（三十六）治胃门药类——养胃止吐

麦冬：甘平，心腹气结，伤中伤饱，胃络脉绝，润肺止咳，燥渴呕吐。

代赭石：寒，镇逆凉血，反胃吐衄，血脉中热，漏下白带，女子赤沃。

建兰叶：辛，开胃清肺，疏郁消痰，噎膈结滞，散结利水，清胃虚热。

鲜石斛：甘寒，滋阴除热，舌赤干燥，生津止渴。

川石斛：甘淡，病后虚热，湿滞纳钝，清热化湿，养胃进食，两得其宜。

（三十七）治膀胱三焦胆脑各门药类

椒目：苦平，行水消蛊，喘胀癃闭，留饮腹满。膀胱胀急，气化病痊。

灯心：甘寒，泻肺行水，水肿癃闭，降火治淋。

瞿麦：苦寒，癃闭溲少，小便石淋，通利水道。

石韦：辛平，气热咳嗽，癃闭五淋，通利膀胱。

益智仁：辛温，遗精虚漏，小便余沥，和中止唾，利三焦气，益脾安神。

地骷髅：平，大通肺气，能治咳逆，腹胀痞满，利尿退肿，疏化三焦。

牵牛子（黑丑、白丑）：苦寒，水肿尿涩，下气通便，气分湿热，三焦壅滞。

柴胡：苦平，肠胃结气，饮食结聚，寒热邪气，痰热结胸，胸胁满痞。

苦参：苦寒，心腹结气，癥瘕积聚，黄疸肠澼，养肝胆气，止渴醒酒。

丹皮：辛寒，凉血除烦，癥坚瘀血，瘈疭惊痫，时气头痛，无汗骨蒸。

麝香：辛温，除邪辟恶，温疟惊痫，中恶腹痛，通透诸窍，中风痰厥。

冰片：辛苦，心腹邪气，风湿积聚，目赤脑痛，内外障眼、通窍散郁。

淮牛膝：苦酸平，寒湿痿痹，四肢挛痛，强筋补肝，腰脊膝痛。

谷精草：甘平，明目退翳，脑痛眉痛，偏正头痛，眩晕头风。

（三十八）杂治门药类

王不留行：治淋通尿，通脉下乳，金疮止血。

丝瓜络：甘平，去风化痰，凉血解毒，疏通经络，消肿化湿，安胎行乳。

橘络：味淡，通络化痰，消散滞气，能消脉胀，皮膜积痰，用之多验。

桑寄生：苦平，去痹养筋，主治腰痛，小儿背强，安胎治崩，俱有效应。

浮小麦：甘凉，益气除热，止自盗汗，骨蒸虚热。

木瓜：酸温，和胃去湿，转筋腹胀，脚气肿急，项强颈急，止呕消食。

樗皮：苦温，赤白久痢，带下肠风，多关湿气，去陈积痰，各有治理。

穿山甲：咸微寒有毒，风痹强直，通经下乳，消痈排脓，山岚瘴疟。

糯稻根：甘平，专止盗汗，亦治肝炎。

金钱草：甘寒，利水通淋，去风散毒，发散头风，脑漏湿热，白浊茎痛，消除结石，女少腹痛，黄病腹胀。

玉米须：甘平，利水通淋，退黄消肿，肾炎水肿，尿路感染，尿路结石，肝硬腹水，胆道结石，胆囊发炎，黄疸肝炎。

蛇床子：苦平，阳痿湿痒，阴中肿痛，强阳暖宫，风湿痹痒，外擦疥癣。

木通：苦寒，降火利尿，通利血脉，退热去虫，五淋尿急，导小肠火。

橘叶：苦平，行气消肿。乳痈胁痛，导胸膈气，鲜叶捣汁，能消肺痈。

墓头回：苦，妇人崩中，赤白带下。

卷七 保健防病

保健防病要旨

生命活动的物质基础是气血，人体的根本是精、气、神。这三者，道家称之为“人身三宝”。清代医学家周学海先生分析说：气有三，宗气、荣气、卫气也；精有四，精、血、津、液也；神有五，神、魂、魄、意智、志也。他把精气神分为十二纲，在《读医随笔》(气血精神论）中讲得很详细，很透彻。因为一个人平时身体的强弱，病时疗效的快慢，都决定于精气神之充足与否。所以保养精气神，是保健防病的重要因素。凡体弱多病或慢性病久治无效，皆因这“三宝”有一种受伤之故。男女都应该寡欲节育以保精气神。男子不遗精，女子无带下崩漏，这是保精而精不病；五脏气血流通，不耗散，不郁滞，无胀闷，无癥瘕，这是保气而气不病；五脏皆有神，即周氏所谓“神、魂、魄、意智、志”，归宿于心、肝、肺、脾、肾。凡夜卧不宁，多梦失眠，最伤神气；保养之法，周氏提出：“神之充也，欲其调；神之调也，欲其静。”这是从《素问》“静则神藏，躁则消亡”中悟得，极为切要。

其次，要养脾和胃，调饮食，适寒温。《素问》云：

饮食自倍，肠胃乃伤。这说明饮食要有定量，不宜过饱过饥，大忌一见鲜美饮食，纵口大吃，影响下餐，妨害运化吸收。个人经验，饱的危害，立刻发现，比饥饿更甚。因暂时饥饿，对气血流通无妨，久饥则内伤成病。若因过饱食滞，中焦阻塞，气血升降受困，则易导致疾病，患病夹食积，则加重病情。

《难经·十四难》曰：损其脾胃者，调其饮食，适其寒温。李东垣《内外伤辨饮食劳倦论》曰：苟饮食失节，寒温不适，则脾乃伤。内伤脾胃，乃伤其气；外感风寒，乃伤其形。此是讲养脾的主要方法。

对卫生与预防，除预防外感风寒，及中暑等症外，青年以节欲保肾最为重要，苟能注意预防，就能身强少病。

对祖国医学摄生保健学说的体会

有健康的身体，充沛的精力，就能使学习好、工作好，保证革命事业胜利地进行。因此健康的身体，在这个意义上说是革命的资本。要保持身体健康，并不简单易行。本人从事医疗工作六十余年，深深地体会到祖国医学摄生学说中的部分内容，仍然可供我们发掘借鉴。实践证明，本人年逾八十，仍能坚持医疗和教育工作，是和学习前人有关摄生保健学说以及持之以恒地实践这些内容分不开的。现将本人在摄生保健方面的点滴经验介绍如下。

(一)防病保健,重在摄生

祖国医学认为疾病的发生,虽原因多端,千变万化,但归结起来不外乎外感六淫,内伤七情,以及饮食劳倦和过逸少动。概括地说就是由于各种原因而引起人体阴阳平衡的失调。因此防治疾病的根本方法,就在于补偏救弊,按不同情况、不同体质、不同病症进行针对性的预防和治疗。

基于祖国医学的这个最基本的病因病机观点,曾把防治总诀概括为"去其所本无,保其所固有"十个字。凡是风、寒、暑、湿、燥、火、戾气、食积、痰饮、郁气、瘀血、虫类等皆为人体不应有的病邪,必须防止它们的侵袭、停积和生长,及时采取各种措施予以驱除。凡是人体固有的精、气、神、血、津必须设法保养,以防止它们的亏损、壅滞或停积。如果一旦亏损就必须及时予以补充,一旦壅滞停积就必须及时予以疏通。

《素问》说:"风雨寒热,不得虚邪,不能独伤人"(百病始生篇)。又说:"不治已病,治未病"(四气调神大论);"虚邪贼风,避之有时……"(上古天真论)。指出了在人们未病前,必须通过防外邪侵袭、安内部正气两个途径,来有效地改变外界环境,积极地消除各种对人体有害的因素,移风易俗,讲究卫生,除害防疫,制止工农业生产中各种理化因素和各类废料对环境的污染。经常注意气候的变化,随时根据冷暖燥湿增减衣服,调整饮食,慎防感冒和饮食感染。特别是老年阳虚,素有痰饮咳喘或体弱多病者,更应注意胸背部的保暖(但亦不应过暖而致出汗,否则反易引起感冒)。若炎暑长途行走汗出之后，切忌立即用冷水淋洗身体。除此之外，更应随时调整人体内部的阴阳平衡，注意摄生，积极锻炼，增强体质，培育正气，提高人体对外界环境变化的适应力，以防病强身保障健康。

《素问》说："善治者治皮毛……"（阴阳应象大论）；"上工救其萌芽"（八正神明论）。指出了早期治疗、防微杜渐的重要性，如果一旦患病，就要及时进行治疗。在治疗时应根据起病新久，病位浅深，病情轻重缓急，处方用药，切忌死搬硬套，对号入座，轻病用重药，切忌强遏留邪而致引邪深入，变症蜂起；应因势利导，扶助正气，给病邪出路，要从整体观念出发，见病亦见人，尽量做到祛邪不伤正，治新病兼顾宿疾，彻底治愈，不留后患。

（二）劳动锻炼，增强体质

"新陈代谢"，"吐故纳新"，人体内部既相互对立，又相互平衡，这是人体适应环境，不断更新，保持健康的基本条件，而劳动和运动是保证人体"新陈代谢"过程进行的极其有利的因素。早在先秦时期的《内经》中就提出了"去故就新"（移精变气论）的积极主张，"导引吐纳"的保健强身方法，"久卧伤气，久坐伤肉"（宣明五气篇）过逸少动可以致病的正确见解。三国时代的华佗从实践中发挥了劳逸适度，动静结合的思想，并对他的学生吴普说："人体欲得劳动，但不当使其极耳。动摇则谷气得消，血脉流通，病不得生，譬如户枢终不朽也。"并且还创造了类似保健体操的"五禽之戏，"由于华佗重视劳动和运动，所以"年且百岁，犹有壮容"

(《后汉书·华佗传》)。

本人从实践中体验到劳动能使气血畅流，夜寐安宁，骨骼坚实，肌肉发达，食欲增加，脾胃运化功能旺盛，从而使人的体质不断增强。反之，如果缺少劳动和运动，就会导致气滞血瘀，食停不化，即使长期服食具有丰富营养或补益的物品，也得不到消化吸收和运送，甚至起到相反的作用，使人的体质下降，抗病能力减弱，容易患病。

（三）性情舒畅，精神愉快

祖国医学十分重视精神因素对人体健康与疾病发生变化的影响，认为异常的情志变化，都可以引起和诱发疾病，尤其是对忧郁致病的论述较详，确立了“郁症”进行专题的研究。

《素问》说：“静则神藏，躁则消亡”（痹论）。就是说：人能保持神志安宁，性情舒畅，精神愉快就能少生病，身体健康，或虽有病亦易治，反之如果“心怵惕思虑则伤神”（本神篇），“悲哀愁忧则心动，心动则五脏六腑皆摇”（口问篇）。凡情志抑郁，烦躁不安，患得患失，妄自奢求，多愁妄想，无端生憎，必致寝食俱废，虚火内萌，气滞血瘀，阴液暗耗，形体羸瘦，由于正气受损，则易感邪患病，无力逐邪则疾病缠绵难解，容易恶化。

从临床所见，个别神经官能症患者，兼有情志抑郁，神志不宁，妄想闲气之诱发因素，单纯依靠药物，难收卓效。《金匮要略》说：“若五脏元真通畅，人即安和。”所以在治疗中若能劝导病人，解除对疾病的忧愁，有效地调动人体的主观能动性，增加患者战胜疾病的信心，就能协助药物加速疾病的痊愈，或配合体育疗法达到不服药病自愈的目的。

(四) 食饮有节，代药疗病

脾胃是人体运化吸收营养的重要器官，食物是供给人体营养的来源，人体保健着重要照顾脾胃，调摄饮食，如果饥饱失常，就会引起肠胃功能的紊乱损伤，而使食物不能及时消化，营养不能及时吸收输布。

《素问》说：“人以水谷为本”（平人气象论篇），“故谷不入半日则气衰，一日则气少矣”（五味篇），“人绝水谷则死”（平人气象论篇），“饮食自倍，肠胃乃伤”（痹论篇）。因此，我们不仅要注意食物的清洁卫生，做到“食饮者，热无灼灼，寒无沧沧”（师传篇）。而且要做到“食饮有节”，定时定量，切忌大吃大喝。

《素问》又说：“高梁之变，足生大丁”（生气通天论），“……多食甘。则骨痛而发落”（五脏生成篇）。“久而增气，物化之常也。气增而久，夭之由也”（至真要大论）。就是讲，过多地服食营养价值高的动物类的食品，或偏嗜偏食，不仅无益于人体，而且会引起各种疾病影响健康。近年来现代医学对心血管系统、内分泌系统疾病和癌症的研究中，也发现有不少病种很多病例的发病原因、诱发因素与食物中的某些营养成分过高密切相关，因此我们在饮食方面要注意各种食物的合理的搭配，而不应该单纯地追求口味，过多地食用膏粱厚味。

祖国医学认为，人体是一个统一的整体，一切药物都要通过人体的消化吸收运送才能发挥作用，脾胃为后天之本，人“有胃气则生，无胃气则死”。因此凡人体脾胃运化有力，纳谷如常，则病虽重也可治。若脾胃受伤，纳谷不馨，运化失司，则病虽轻亦难治。所以在运用药物治疗疾病时，必须时时注意保护人体的正气和胃气，用药要取其利而避其弊，尤其是使用毒性药物更宜中病即止，“无使过之，伤其正也”，在疾病基本痊愈之后，可以采用中医传统的“无毒治病，十去其九，谷肉果菜，食养尽之。”（《素问·五常政大论》）用饮食代药，巩固疗效，根除余恙。

《言医》说：“长年病与老年病人，主要在保全胃气，保全胃气在食不在药。”又说：“食伤人易知，药伤医多不识”（《潜斋医学丛书》）。为了预防药伤之害，应以饮食代药善后为要。

关于饮食代药，首先应根据不同体质、不同病症，来选择食物，如热体热病，宜多吃凉性食物，寒体寒病，宜多吃热性食物。肝肾阴虚肝阳上逆头昏、目眩者宜多吃贝壳类海产品。肠燥便秘的宜多吃含油脂的食物等等。反之则热体热病忌辛辣之品，寒体寒病忌生冷瓜果，脾胃湿热重者忌食油腻呆胃之品。如由萝卜、橄榄组成的王孟英的青龙白虎汤，治肺热咳嗽喉痹之证，由荸荠、海蜇组成的王晋三的雪羹汤治肝火上炎，目赤便秘，肝阳上逆的头昏目眩之证，已为临床实践证明是行之有效的食疗方剂。总之，医者应掌握食物的性味功能，和患者平时的饮食喜恶，病时的改变，及时告诉患者食物的宜忌，以利用食物的寒热偏性来调节人体的阴阳平衡达到少服药，不服药，防病疗病强身保健的目的。关于食疗方法的具体内容，可以参阅王孟英《随息居饮食谱》及长春编写的《饮食治病》等。

在临床上对神经衰弱、肝郁气滞、消化不良、慢性肝炎、慢性胃炎、慢性肠炎等病症，在劝导病人注意饮食调摄的同时，用药总以疏肝理气和胃为法，以轻剂拨动胃气为先务，慎用峻剂，慎用苦味败胃，厚味腻补之品。《素问》说："病热少愈，食肉则复，多食则遗"（热论篇），对于病后余邪未尽者，我常反复告诫患者要注意忌口，选用蔬菜之类清淡之品以清肠胃，力戒早进乱进鱼肉鸡鸭、油煎炙煿、醇酒厚味等容易生痰助火酿湿的食物，力戒早进乱进补药、补品以助邪恋邪，力戒疾病稍愈即东奔西跑，起居无常不知节制。慎防瘥后食复劳复，贻误治疗，遗留病根。

（五）保精护肾，晚婚节育

祖国医学认为肾为先天之本，主藏精气，它既是生殖孕育功能产生的源泉，又是人体生长发育的基础。如果不知保养，"以妄为常，醉以入房，以欲竭其精，以耗散其真"（《素问·上古天真论》），"色欲过度，下元虚惫，泄滑无禁"（《证治要诀》），则面无华色，精神疲惫，四肢痠软，百病丛生。因此祖国医学把房劳过度列为内伤疾病重要的致病原因，把"起居有常，不妄作劳"（《素问·上古天真论》）、保精护肾作为保健防病的重要方法。

《内经》说女子"二七而天癸至"，"四七，筋骨坚，发长极，身体盛壮"，丈夫"二八……天癸至"，"四八，筋骨隆盛，肌肉满壮”（上古天真论），指出了随着年龄增长肾气渐充，身体逐步壮盛，生殖功能逐步完备的正常发育过程。如果在人体尚未完全发育成熟时结婚、生育，就会影响肾气的生长和人体的发育。因此，晚婚不仅是保证人口有计划增长的有效措施，也是保证青年男女健康发育，有充沛的精力投入社会主义革命和社会主义建设的重要措施。从临床实践中体会到，青年男子能固精不漏，女子能月经正常，无赤白带下崩漏之疾，不仅本身体格壮实，到晚年亦强健少病，而且其所生子女亦能健康易养，反之可引起遗精、滑精、阳痿早泄，带下淋漓、月经过多，体弱多病。凡此种种都不能单纯依赖药物治疗，而必须着重于保健强身知识的教育。

妇女保健重在调经，凡在经期要少吃生冷，严禁房事，力戒郁怒，以防气滞血瘀。若月经量少或愆期，先要问明有无腹痛。若无腹痛寒热之状，而经血色淡，食谷不馨者，为冲任不足。有因情绪抑郁，肝气不疏而致月经不调者，均不可妄用破血攻瘀药物，而宜疏肝和中，以调摄情志，饮食养胃着手，待肝郁除，胃气旺月经即自调。

孕妇卫生保健，生活上要节欲，饮食上忌辛辣、腥臭、生冷、酒醋之类。有病治疗则要慎用峻烈碍胎之药。凡妊娠妇女因本体虚弱而患胎病者，均以培本安胎为主，若因外感或气郁血瘀致病者，则以祛邪治病为先。《内经》说：“妇人重身，毒之何如?”“有故无殒，亦无殒也。”（六元正纪大论）就是讲孕妇只要体格尚能经受具有攻逐破散作用的药物，就可以祛邪为先，待邪去病除即能达到正复胎安的目的。但是一旦邪去病瘥，即宜改用饮食调理，切勿过剂伤其本元，损其胎儿。妇人产后须慎防风寒下袭或留瘀不清。哺乳期妇女，饮食宜清淡，若过食油腻，容易引起乳儿泄泻，月经已转的哺乳妇女特别要注意避孕，否则一旦怀孕，既要哺乳，又要养胎，势必影响大人的健康和工作，影响胎儿的孕育，影响婴儿的健康。从临床所见妇女产后杂证，婴儿疳积与生育过早、过密、过多密切相关。因此为了保障妇女儿童的身体健康，必须实行计划生育。

无病先防，有病早治，注意摄生增强体质，保障健康，是医务工作的重要职责。在临床上我们除了要研究治疗疾病的各种方药之外，还必须认真研究，发掘整理摄生保健的方法，积极宣讲，努力实践，争取为保障人民的健康多作贡献。

心神以静为贵　躯体以动为主

谢利恒在《中国医学源流论》中说："调摄之法，古人多注重于心理，《素问·上古天真论》等四篇所述，为养生法鼻祖，后人因之，均以清洁灵台为主，不兢兢于外界物质之变化，所谓天君泰然，百体从令者是，故守法简而效宏，医家亦多循此以施治。总之，养生法，心神以静为贵，躯体以动为主。吾国之言养生者，均动静并重，故达摩面壁，而创少林拳法；张三丰静坐，而创太极拳法。其中自有妙境。"谢氏此说，颇具至理。我常谓《内经》养生法有二：一方面强调"静"，所谓

“精神内守，病安从来”。后人认为欲身之无病，必须先正其心，使心不乱求，不妄想，不贪嗜欲，不着迷惑，则心神安定，有病容易治疗。独此心一动，则百病缠身。若能心静神藏，可使身强无病。另一方面，也强调“动”，如“动作以御寒”，“逸者行之”之类，东汉华佗创造“五禽戏”，开后世各种体育锻炼之先河。到清代陆九芝《世补斋医文》里，发挥《内经》“逸者行之”的经义，写出一篇《逸病解》，指明养生治病需要动其躯体。

此外，饮食以平淡为主，起居以冲和为主，气候则避其太甚，而顺其自然，亦能达到保健防病之益。

还有戒怒养气，息忿免病，也是动、静以外所应当注意的。《素问》说：“百病生于气也”，又说：“怒则气上”。盖气为血帅，气不能正常运行，导致血滞病生。尝见善动怒者，容易伤气、伤血、伤肝。怒分内外，忿怒表现于外，多伤气；郁怒发于内，伤在肝。因怒再饮闷酒，其受伤更甚，由于气血失调，必有难名之疾发生。褚侍中曾说“精未充而御女，异日有难名之疾”，我认为大怒后酗酒，其病亦同。

男青年要注意节欲保精

《素问》有曰：男子二八天癸至，七八天癸竭；女子二七天癸至，七七天癸竭。天癸指人身之真水，并非代表月经。天癸二字，男子女子都是指生殖发育，因女子发育有月经，所以习惯认为天癸月经都归女子所独有，不知男子发育亦是肾水渐充，所以称男子二八天癸至，是讲十六岁肾气发育，七八天癸绝，讲是五十六岁肾水渐衰。

现在提倡晚婚和计划生育，亦是保护男女肾精充盛，身体强健的一个好方法。

男青年切勿情欲缠绵，犯手淫破身，以致成了遗精、滑精疾病，结婚后有阳痿、早泄病症，及化验精虫死亡居多，缺乏生育力。所以有子在学校读书，为父母者要预先慎防儿子染上恶习破身漏精，成终身大患。

凡青年患神经衰弱都因破身太早，凡男子年至十六岁情窦初开，若父母失于管教，被不良朋友引诱犯了手淫，破身大伤元气，则一生多病。如头晕、耳鸣、腰酸、足软、盗汗，都是因手淫成病。以后成了梦遗、滑精的精关不固症、健忘症，现代所谓性神经衰弱，大多与此有关。

盖经常失精，因而缺乏精神，犹是灯中无油，岂能明亮照耀？本身精髓既亏，筋力疲惫，完姻后又加正式交欢，精髓更亏，育子必虚弱难养。

凡父母真心爱子，必须对儿子讲解保身之道，才能却病延年，子孙健壮。况人之精神乃建设社会主义的先决条件。没有精神，不能学习，不能工作，影响极大。

古人格言有云：木有根则荣，根绝则枯；鱼有水则活，水涸则死；灯有油则明，油尽则灭。人有精髓保之则寿，戕之则夭。故能清心寡欲保精则寿，妄想自渎耗精则夭。

妇女须慎防风从下袭而成痼疾

风从下袭，便成痼疾。典出《千金要方》之卷二。回忆我青年时在颜芝馨先生处学习，有宁波女科专家宋星斋先生，与颜师友好。尝云：妇女月经期前后及产后，要注意慎防风从阴道而入，而致变生百病。倘因此而成经带诸病，处方中应加入升麻、防风、独活、荆芥炭等驱风药，配伍调气、和血、化痰之剂。我经临床实验，确有疗效。张路玉《千金方衍义》曾说："喘嗽崩带之病，皆因风邪为患，是以《千金》治经候崩带，重用祛风涤垢之味，参入辛温散结剂中。"从这里，我们可以体会到这几种常见病，多因风邪外受而成，保护卫阳，注意避风，可避免喘咳；月经期及交合时，更应防止风寒下袭，以免带下崩淋。明此理而加以注意，自能避免或减少某些妇科病。

其它防治方面，在经期要少吃生冷，勿动怒气，以防瘀结；若月经来少，或愆期，先要问明有无腹痛。若无腹痛寒热病态，平时食量少，月经来其色淡，乃奇经八脉中冲脉与任脉不足，要询问其内心是否多怒，或抑郁，不可妄用破血攻瘀药，必须从饮食养胃入手，使胃纳旺，月经亦能调。此外妇女摄生应知经期严禁房事。

少女腰酸头眩带下，是肝肾不足，宜用温暖下焦止涩药品。若妇人带下，有虚实之别，一般阴道湿润无痛苦，此乃生理之常非病态；若见浓厚带下，有因丈夫败精内停，亦有因湿热下注，白带稠粘连绵不绝，有因风寒下袭，宜进散风寒温子宫药驱之。亦有因肝肾不足成带下，久延不止，精髓下漏成白崩，宜用温补下焦，此症治疗须早，防延久成劳损危险。

妇人在妊娠期的卫生保健，首要在节欲，要独宿避房事，不但对身体保健，而且生出孩子亦少疮疖胎毒。饮食忌醇酒辛辣动火之物。若有病，医生要避用碍胎之药，同时要研究成病原因。若妊妇身体不健，以安胎培本为主，若受外感或因郁气，则以治病为主，去病就是安胎。《内经》所谓"有故无殒，亦无殒也"，即是讲有病能受药毒，不伤本元，不用顾虑，邪去则正安，但至邪去，即宜饮食调理，切勿过剂致伤本元，此即《内经》所谓"食养尽之"是也。

妇人产后，必须避风，慎防风寒下袭，成子宫病。凡留瘀不清之遗症，有成咳嗽者，有成骨蒸内热者，有瘀结成癥瘕者，凡此皆因留瘀夹风寒成病。亦有在产期遭怒气郁抑成胸痹痛者，治法当散郁调气，兼佐活血去瘀。

有因产期瘀血未尽，成崩漏者，宜逐瘀兼进清涤子宫药，以逐败精，亦有因产期行房成腹痛者。医者治病，必须问明，可对症用药，平日遇孕妇来诊治要向她介绍卫生保健知识，预防生病是很重要的。

老年须防食伤药伤

常见山乡老年樵夫，肩负毛竹下山赶市，来往数十里，身强无病。问他吃什么滋补，他说人参不及白米，以饭为养生之宝，日操作，夜安眠，不懂什么叫补药，一切出于身体自然。我深佩他所讲“人参不及白米”是有理的民间俗话。

有些人常年吃药进补，饮食鱼肉厚味，反而多病，犯了伤食又伤药的毛病。

我诊治老年人，必先详查体质寒热燥湿的不同，凡得高寿者，身体必有特长，不是阳气旺，就是阴气足，患了外感病，或食积，既要保障元气，勿用伤元气药，又要驱风寒，化食滞，逐邪外出，切勿误认老年人是因虚弱成病，误用补药，甚至用人参、鹿茸、鹿角胶、全鹿丸等大补，脂肪厚味，鱼肉鸡羊，助痰生火，反而加病。

我认为诊治老年人病，也与一般人相同，保其原有精、气、神，勿使损伤，护其本元；身上不应有的废物，如痰饮、食积，外感风寒暑湿留邪内袭成痹痛，切勿误补。平日饮食要定量，勿伤食，病见瘥，要用清淡小菜，饮食调理，勿可多吃药。

小孩须防外感风寒内伤食积

婴儿在哺乳期内，母若怀孕，切不可再令其饮双人乳。盖孕妇既要哺乳，又要荫胎，名为双人乳，使婴孩成疳积。预防之法，若婴儿有病，先要查问乳母月经有转否，亦有月经不来暗有，必须诊乳母脉息，以辨妊娠；若确是怀孕，速即停止哺乳，免得成疳积。并要注意小儿在吮乳时，忌吃猪油及猪肉，可以避免泄泻。

凡进饮食断乳的小儿，切忌过饱及吃闲食，要教养或规定时间饮食，大忌失饥伤饱，失饥者少，伤饱者多。因小儿肠胃柔弱，饱食容易受伤，不可不慎。亦忌过暖，因暖则易汗，汗则腠理不固，容易感冒，延久成气管炎或成哮喘。

小儿有病，不宜多吃药，病瘥即须停药，《裴氏医言》讲食伤人易知，药伤医多不识，预防受药伤之害，病儿以饮食善后为妥。

小儿在麻疹时期，要预防传染，未出过麻疹小儿要早些避开，并要暖热护卫避风，以防因感冒外受风寒麻疹被闭陷，发生危险。

疾病愈后保健防病常识

疾病瘥愈，由于疾病过程中气血耗损，脏腑受到一定影响，未能及时恢复，因之出现倦怠乏力，是属正常之象。当此之时，必须注意引居，勿使再受病邪侵袭，以冀早日恢复健康，而免贻留后患。以下是病后需要注意的一些保健方法。

（一）饮食宜控制

俗语说："口吃饭，肚思量。"吃食应根据自身消化的能力。平日应有定量。病时、病后更应注意。病后宜少吃多餐，以免伤食病变。因为病后元气虚弱，消化力受到一定影响，容易停食，同时，由于疾病过程中，饮食较少，病愈以后，食欲较强，如果此时不能掌握定量，看到适口小菜，感到鲜美可口而任意增加，势必增加肠胃消化功能负担。前人有“饮食自倍，肠胃乃伤”的说法，如初恢复时消化功能弱而突然增加大量食物或油粘甘肥等，以致食积内停，不仅不能吸收其有益的养料，反而变成为发热的燃料而有损于机体。因此，在疾病初愈之时，误认为需要增加营养，而大量增进脂肪等食品，每贻后患。最好在短期内吃些炒米粥汤、蔬菜等易于消化的食物。少吃多餐，使肠胃功能早日恢复正常。平时喜饮酒之病人，当病初愈之时，亦应注意忌喝酒。因酒性刺激，善助湿热，能导致失眠等，诱使疾病复发。其它嗜好，如酱油醉蟹、麻酱蘸虾等生吃，容易引起肠胃病，病后更应忌食。

（二）避风寒，防暑湿

病后体弱，毛窍不固，容易感受风寒外邪，应当随时注意保暖，勿使病邪侵袭。倘感头胀鼻塞，则宜喝些热开水、热粥（前人有啜热粥汤用被覆盖之法）。暖胃取汗，鼓舞元气，祛除病邪。治疗感冒，以发汗为首，而所用方法，可以灵活掌握，不一定要服药，饮些热粥热汤，同样可以取汗获愈。

夏秋季节，容易吸收暑湿，如病后感觉头昏脑涨，胸闷欲恶，不思饮食，可用炒盐泡汤饮之，并用竹筷探吐，使暑气和痰食得吐，从胸脘而出，胃肠气机调和。倘见舌苔白滑粘腻，则是内有湿阻，应忌食荤腥油腻甘甜食物，以免暑湿之邪逗留不去。

（三）防邪伏，禁呆补

各种疾病初瘥之时，往往还有一些病邪留着，如湿、火、痰、食、虫、瘀、积滞等隐伏于人体之中，这些病邪，乃体内所不应有的物质，若不予以排除，逗留于人体之中，能使疾病转变成慢性，后患无穷。因此，当疾病初瘥而未根除之际，应予清除这些废料，以免这些废物贻留人体，耗损气血津液，影响机体恢复健康。同时由于感到疲倦无力，患者往往自认为是属病后体虚的缘故，为急于求得身体强壮，而强调营养，日进滋补之品，不知滋补粘腻，反而促使这些病邪壅遏愈深。我们在治疗时更应详查病史，细查病因，切勿单凭病人主诉，草率地纯用补益气血之剂，使病邪隐伏于内而贻后患。

（四）劳和逸，须结合

病后休养，要做到外动内静，劳逸结合。动和静，劳和逸，两者是对立统一的，相辅相成的。身动则气血通，心静则神藏志安，才能达到身体强壮。反之，如果身静心劳，只知肉体休养，而不求内心安静，则不仅不能使身体健康，反而有碍于病体之恢复正常。当然，疾病初瘥，劳动须有一定的限度，切忌勉强操作。过度重力劳动，反而要使旧病复发。青年男女更应注意避免房事，以防欲火耗精，影响元气恢复，若内热未净，余邪未清之时，更能相互传染，贻害对方，这点对病后复健，是极为重要的。

（五）宜安静，莫烦躁

精神因素与人体健康有密切关系。因此，精神上的紧张，或情绪上的冲击，对于疾病有相当影响。前人十分重视这种内在因素，认为喜怒忧思悲恐惊七情都能导致疾病的发生。而病后初瘥，如果情绪不安，烦躁不宁，能使疾病反复发作。故精神上的过度紧张，情绪上的刺激冲击，能使内脏的阴阳气血失去平衡，从而产生各种毒素和废料，对人体健康造成障碍和危害。“静则神藏，躁则消亡”，我们应该经常在治疗的同时，进行宣传，劝导病员正确地对待疾病和工作，树立为革命养好身体的信心。要乐观喜悦，切勿躁急、恼怒、忧郁。否则易使肝气横逆，气机不能调畅，从而影响气血流通，妨害消化功能，导致身体违和。

慢性病不能光依赖药物

随着四化建设的突飞猛进，人民保健事业亦日益发展，群众的生活水平也大有提高，在这种情况下，许多慢性病患者迫切要求治疗，解决身心的痛苦，这应该说是一种正常而自然的现象。但有些病员，不注意生活规律，只专门依赖药物，更有个别似病非病，或无病的同志，自行要求吃滋补药，这就不能说是正常现象了。我们要知道，药物能够治疗疾病，简单地说，就是“补不足而损有余”，所以不宜长期服用。即使是和平的药，久服之后，也易成瘾，不但失去了功效，反而会增加了肠胃道的负担，为此我提出下列几点意见，以供病员们参考。

1. 长期慢性病患者，特别是神经衰弱一类病症，不宜单纯依靠药物治疗，古有“饥饱待时，饮食药也；寒温适宜，衣服药也；动静有常，起居药也”，中国最早的一部医书《内经》里也说须顺四时，少嗜欲，节饮食，不为邪气凌犯，这些都是古人的经验之谈，因此凡长期的慢性病症，应该着重饮食调理，如经常服药，不但对身体没有益处，反而使肠胃受伤，妨害吸收，引起胃呆纳减，甚至腹胀不能食，变生他症。名虽为补，实则有害，《内经》曰："无毒治病，十去其九，谷肉果菜，食养尽之。"所以凡是久病，已经服了较长时期的药，医师即可予以停药，改以饮食调理，使肠胃消化吸收趋于正常，不药自健。清医王孟英著《随息居饮食谱》就是指示后人明了用食物疗法来养病的道理。

2. 患有肝郁病，或因劳倦，或因痰湿内蕴，阴虚血热咳血等病症，都不宜蛮补。即使必须进补，亦需佐以祛邪，譬如修理房屋，必先清除垢腻，而后可以粉饰，如不治其病，专事大补，适足成为抱薪救火，携粮助敌。即使病后精神已伤，余恙未除，形瘦骨立，肌肉消削，而腹中坚结，攻补两难，也只可缓攻轻补，勿求速效，同时需注意保护胃气。

3. 大病之后，热度正常，或吐血后体倦乏力，或肠胃病后腹部微有不适，或便秘或便溏，如细察脉舌正常，可以饮食调理，应遵《内经》"谷肉果菜，食养尽之"的方法，并注意卫生。

4. 关于神经性衰弱症的患者，如果不从节欲着想，光求助于医药，医生亦未详究病因，以补肾助阳强壮剂治疗，增加病员一时的虚性兴奋，反致纵欲，遗精早泄，烦躁失眠，头眩腰酸，诸病丛生。此等病症，应从根本上着想，勿妄念，忌性交，停服壮阳药剂，多吃蔬菜，临卧用井水洗足，每日用带心莲子二十枚煎服，往往自能奏效。

5. 还有一种抑郁不乐的人，自觉身体不舒，误以为病，实非真病，这就不需要药物治疗。俗有“自身有病自心知，心病还须心药医”的说法，治疗应着重解决思想问题，加强体格锻炼，逐步树立乐观情绪，如不从根本着想，长期服药，反为药物所害，变为真病。古谚说得好，“饥则食，食即药也；不饥不食，不食即药也。恶风知伤风，避风便是药；恶酒知伤酒，戒酒便是药。逸可以治劳，静可以治躁，处阴以却暑；就暖以胜寒。衰于精者，寡以欲；耗于气者，守以默，怯于神者，绝以思。无一非对病之药也”。这就指示我们养生的道理，勿仅求药物以治病，而应从根本上着想。

6. 用药分量，必须遵照医师的意见，病员不可自行要求，加重分量是随人的体质强弱而有轻重，病人肠胃消化机能的强弱，与用药极有关系。如体强病重而药轻，容易延误病机，体弱病轻而药重，必致变端丛生。例如对体弱病人的用药，必须采取“轻可去实”的方法来收效。叶天士治病，擅长此法，当时享有盛名，后世亦多宗之，是值得我们学习的。

以上是本人提出的几点意见，忠告似病非病的患者，和只求吃补药的同志们，不要专门依赖药物，多多注意饮食调理和生活规律，积极参加适当的体育锻炼和文娱活动，不但可以却病，而且可以强身。

不用药也能愈病

古人治病，有不用药物而能解除病痛者，此法长久不讲，而仅知有病服药一法，现在我将自己实践经验附带在此一谈。凡病因饥饱失调所成者，调其饮食即是药；因受寒成病者，暖饮避寒即是药；因迟眠与用脑过度成眩晕症者，节其用脑时间及适当早眠较服药有效。对治疗职业病，更要明了此理。否则药日投病不瘥，不病于病，反病于药，没有寻出致病的原因，故而无效。

又有未婚壮年，因阳亢遗精，屡药无效者，结婚后遗精不作。余尝治一未婚壮年男子，患遗精病，久治无效，余问其年已三十岁，察其病非虚证，劝其结婚，患者惧有病不能结婚，盖不明白病有有余证及不足证之区别，今因壮年，阳亢不潜，相火妄动，屡服涩精补肾药，相火无从发泄，病尤补尤不利。结果听我忠告，婚后不服药病愈，次年且得一子。这也是不服药而治病的实践经验，但必须是脉象有力而非不足，舌质红润，无光绛脱液伤阴之象，年逾婚龄因害怕遗精而不敢结婚者，才可劝其结婚，俟阴阳和而有子。若遗精由于阴虚而引起阳亢则必须服药调治。

预防药伤　提倡食养疗法

治疗疾病两大法则，一是祛邪，二是扶正。祛邪即“去其所本无”，扶正即“复其所固有”。这两大法是各有所长的，不能偏废的。但社会习惯，往往夸大补法的作用，病家“闻攻则不悦，闻补则乐之”。造成了“大黄愈病无功，人参杀人无罪”的错误倾向。实际上所谓补益药的补益作用，并不是绝对的，只是在一定的条件下，才有扶正的效果。例如助阳药鹿茸，只适用于肾阳虚的病症，如果用于阴虚火旺，晕眩、失眠的病症，不仅无益，反而有害。在临床亦常见因乱服参、茸等补品而导致疾病加剧的现象。因此必须充分看清补益药物之利弊，严格掌握补益药的适应证，切忌乱服多服。《素问·至真要大论》指出：“久而增气，物化之常也。气增而久，夭之由也。”说明药物是有偏性的，即使是利多弊少的药物，如果长久服用，也会产生不良后果。

在应用祛邪药治疗实证时，亦必须照顾病人的正气和胃气，用药要取其利而避其弊，尤其是使用偏性（如大寒、大热之药）药物，宜中病即止，“无使过之，伤其正也”。在疾病基本痊愈之后，可以采用中医传统的“无毒治病，十去其九，谷肉果菜，食养尽之”。用饮食代药，巩固疗效，根除余恙。裴一中《言医》说：“长年病与老年病人，主要在保全胃气，保全胃气在食不在药。用药要注意勿耗胃气，勿用消导药妨害食量；倘其人怕药味苦，因吃药而呆胃，宁可进饮食而停药，不可因服药而废食。”这一主张，合情合理，语语是从实际经验而来。

至于以饮食代药，首先应根据各人不同体质来决定。如热体可多吃凉性食物，寒体可多吃热性食物；高血压病人，可多吃贝类及海菜；习惯性便秘，可多吃含有脂肪的食物及蔬果等等。反过来说，内火旺的体质，应少吃辛辣之品；脾胃虚寒的体质，须少吃生冷瓜果；胃肠湿浊的，忌食油腻。还必须注意病时和平时的饮食喜恶，利用食物的寒热偏性来协调人体的阴阳偏胜，从而达到少服药或不服药而取得保健防病的效果。

另外，对于营养问题，也要有一个正确的认识，不能认为营养成分总是越高越好，动物类食品总比植物类好。实际上，只要人体消化吸收功能正常，普通食物也能获得各种营养成分；相反，如果胃肠消化功能差，虽然营养价值高也无法吸收利用，反而会导致病变。《素问·生气通天论》说："高粱之变，足生大丁"，说明单纯地追求口味，过多地嗜食脂肪细粮，不仅无益于身体，而且会引起疔毒痈疽等疾患。所以，只要注意各种食物的搭配，而不应过多食用膏粱厚味。

食物的保健防病作用

(一) 谷豆类

1. 黑芝麻：甘平，聪耳，明目，逐风湿气，治头风证。患高血压证，与炒米磨粉同服。

2. 穞豆（即黑小豆）：祛风治痹。穞豆皮能止盗汗。

3. 白扁豆：甘微温，和中，下气，治呕逆消渴，清暑湿热。

4. 苡米仁：微寒，治筋急拘挛，不可屈伸，久风湿痹，干湿脚气，水肿，肺痈。

按：苡米既能治病，又可代饭炖粥吃。

5. 杜赤小豆：甘酸平，能退水肿，利尿消胀，治肥胖病，久食能使人瘦，疗热痹脚气，痈肿脓血。

6. 秫米：微寒，肺疟寒热，通利大肠，调和安眠，消鹅肉、鸭肉积成癥瘕块。

7. 绿豆：甘寒，消肿下气，清热解毒，利尿，消胀。

8. 小麦：甘微寒，除烦，止渴，收汗，利尿，善养心气，心病宜食。

9. 饴糖：甘温，补虚健脾，治肠鸣腹痛，虚冷唾血，消痰润肺，止咳，和胃。

10. 早粳米：益气止烦，止渴，止泻，调和胃气。

11. 糯米：甘温，温暖脾胃，益气止泻，收缩小便，敛止自汗。

12. 荞麦：甘寒，降气宽肠，磨消积滞，脾积泄泻，白浊，白带。

按：代饭治糖尿病。

13. 粳米：甘平，益气止烦，止渴止泄，白虎汤方，取佐和胃。

14. 粳米泔水：甘寒，清热，止渴。服药过剂，闷乱烦躁频饮可解。

15. 米皮糠：甘平，通肠，开胃，下气磨积，舂杆细糠，可治噎膈。

16. 蚕豆：甘平，健脾快胃，补中。

17. 豌豆：甘平，和中，生津，止渴，下气，通乳，消胀。

18. 豆腐：甘凉，清热，润燥，生津，解毒，补中，宽肠，降浊。

按：民间加入红糖治疗消食善饥。

19. 豆浆：清肺补胃，润燥化痰，可解盐卤汁中毒。

20. 臭豆腐乳（宁波叫青方腐乳）：是豆腐加皂矾制成。治疳积，腹胀，黄胖体肿，大便泄泻，开胃，清凉。

21. 糯米泔水：甘凉，烦渴不止，炖饮代茶；鸭肉积滞不消，饮泔水能消。

22. 甘薯（一名番薯，亦叫地瓜）：甘温，煮熟补脾胃，益气，御风寒，疟痢肿胀忌之。

（二）菜蔬类（附调味）

1. 葱白（一名葱头）：辛平，发汗，解表，除风湿痛，解鱼肉毒，通乳，开窍。

2. 生姜：辛温，能止呕吐，解毒，消胀，去水，治咳。

3. 韭菜：辛微酸温涩，煮食归肾，壮阳暖腰，能止泄精，治胸膈噎气，胸痹刺痛，捣汁饮服，消胃脘瘀，吐出恶血，能除病根。

4. 冬瓜：甘微寒，消小腹水胀，利尿，治心胸满，解除烦闷，解鱼酒等毒。

5. 葱：辛甘平，利肺，通阳，散痈肿，祛风达表，安胎止痛，解鱼肉诸毒。忌与蜜同食。

6. 大蒜：生辛温有毒，熟蒜甘温，治中暑昏厥，腹痛泄泻，暴痢。解鱼蟹毒。除寒湿，辟阴邪，下气暖中，消食化肉积。阴虚体忌吃生大蒜。

7. 莴苣：微辛，微苦，微寒，微毒。通经脉，利二便，解毒消食，病人忌服。

8. 莱菔（俗名萝卜）：生莱菔，辛甘凉，润肺化痰，下气消食，消痰止渴，宽胸利便，救烟熏欲死，治喉痹解酒毒、煤火毒（捣汁饮服）、茄子毒，消豆腐积，杀鱼腥气。熟莱菔，甘温，下气和中，补脾运食，生津液，御风寒，肥健人，已带浊，泽胎养血，百病皆宜。

9. 芥菜：辛甘温，御风寒，菜根味尤美，补元阳，利肺豁痰，和中通窍，腌菜开胃，菜卤汁清肺。

10. 菠菜：甘凉滑，通肠胃热，开通胸膈，下气调中，止渴润燥，能解酒毒，患痔人宜食之。

11. 白菜（原名菘）：甘平，养胃，解渴生津，荤素咸宜。

12. 黄矮菜：甘平，养胃，诸病不忌。

13. 大头菜（原名芜青）：下气开胃，解酒消食。

14. 荠菜：甘平，明目，养胃，和肝，治痢，病人可食。

15. 苋菜：甘凉，补气，清热，明目，滑胎，利大小肠。忌与甲鱼同吃。

16. 马兰：甘辛凉，清血热，解酒毒，疗痔，杀虫。

17. 茭白：甘寒，清湿热，利二便，解酒毒，已瘾疡，止烦渴热淋，除鼻衄目黄。患滑精便泻勿食。

18. 茄子：甘凉，活血止痛，消痈杀虫，治疟，消肿，宽肠，大便滑者忌食。秋后茄有微毒，病人勿食。

19. 葫芦：甘凉，清热，行水通肠，治五淋，消肿胀。

20. 丝瓜：甘凉，清热，解毒，安胎，行乳。嫩者为肴，宜荤宜素；老者入药，化湿通络，息风止血。

21. 芋艿：煮熟甘滑，补虚涤垢，可治消渴。腹胀满者勿食。

22. 南瓜：甘温，补中益气，耐饥，同羊肉食，则壅气。化时病疳疟，疸痢胀满，脚气痞闷。产后、小儿麻疹痘疮，皆忌之。

23. 落花生：甘平，润肺化痰，解毒。炒食甘温养胃，调气耐饥。

24. 香蕈：甘平，开胃，治溲浊不禁，性能动风。麻疹痘痧、产后皆忌之。

25. 蘑菇（俗名麻姑）：甘凉，味极鲜美，开胃化痰。多食发风动气。

26. 竹笋：甘凉，疏郁降浊，升清，开膈，消痰，但能发病，诸病后及产后均忌之。盛夏出鞭笋，严寒产冬笋，味鲜，与病无妨。

27. 香椿嫩叶：甘辛温，祛风解毒，多食壅气动风，有宿疾者忌食。

28. 白木耳：甘平，补脑，强心，滋阴润肠，治肺热咳嗽，痰中带血，肺痨虚损，伤风感冒者忌服，舌苔黄白厚粘有湿热者忌服。

29. 黑木耳：甘平，活血，治跌仆伤，凡崩淋、血痢、痔疾、肠风等证，常食木耳，病可痊。

30. 紫菜：甘寒，热气为患，咽喉塞闷，瘿瘤，积块，常食此菜可软坚。

31. 苔菜：咸凉，清胆，消瘰疬瘿瘤，泄胀化痰，治水土不服。

32. 胡椒：辛温，下气温中，去痰消食，除胃冷气，心腹卒痛，杀鱼肉毒。

33. 辣椒：辛苦热，温中消水，能治咳逆，心腹冷痛，消冷积食，杀鱼腥气。

34. 茶叶：苦甘微寒，通利小便，清痰热，止口渴，下气消食，令人少睡。治伤暑泄痢，风热痰涎，浓煎取吐。

35. 菜油：甘凉，润燥，清热息风，解毒，杀虫，清头目。

36. 烧酒：辛甘热，消冷气积，燥湿驱寒，止心腹痛，寒湿泄泻，杀虫辟瘴，解鱼腥之气。阴虚火体勿可饮。凡大雨淋身及多行湿路或久浸水中，皆宜饮之，寒湿自解。

37. 酒糟：甘辛温，醒脾消食，调脏腑除冷气。

38. 酒酿：甘温，补气养血，助行药势，充满痘浆，透达麻疹，治胸痹痛。

39. 米酒：苦甘平，除风散湿，通行血脉，能行药势，杀恶毒气。

40. 米醋：酸苦温，消散痈肿，解毒止痛，治产后血晕，除癥坚积，治黄汗。

41. 蜂蜜：甘平，益气，止痛，解毒，杀虫。治饮食不下，润燥通腑。

42. 食盐：咸寒，肠胃结热，喘逆胸痛，盐汤探吐，除痰消食，吐下恶物。

(三) 瓜果类

1. 西瓜：甘淡寒，消烦止渴，解暑热气，喉痹口疮，血痢，利尿，善解酒毒。

2. 藕：甘平，热渴能解，疏散留血，止泄消食，开郁除烦，阴虚肝旺，内热，诸失血症，宜日熬浓藕汤饮之，日久自愈。

3. 菱：鲜者甘凉，解酒清热；老者煮熟，甘平，补气厚肠。多食滞气。

4. 莲子：甘平涩，补中养神，能益气力，安心止痢，治赤白浊，带下崩中。

5. 荸荠：甘寒，消渴，除热，能消宿食，除膈消痰，消坚削积，明目解毒。

6. 梨汁：甘微寒，热嗽止渴，中风不语，气喘热狂，润肺凉心，消痰降火。

7. 荔枝肉：甘平，填精充液，滋心，营养肝血，能治疝气，多食发热。

8. 龙眼肉：甘平，治五脏气，开胃益脾，补虚长智，定志安神。

9. 枣子：鲜枣甘凉，利肠胃，助湿热，多食患胀泻热渴，最不益人，小儿尤忌。干枣甘温，补脾养胃，滋营充液，润肺安神，食之耐饥，亦可浸酒。解乌头、附子、川椒药毒。卧时口含一枚，可解闷香（北产大而坚实肉厚者，名胶枣，亦名黑大枣，色赤者为红枣，气香，味较清醇，开胃养心，醒脾补血。义乌所产为南枣，功力远逊，仅供食品。徽州人所制蜜枣尤为腻滞，多食皆能生虫，助热损齿生痰）。凡温热暑湿诸病前后，黄疸肿胀并皆忌之。

10. 香榧子：甘涩，杀虫，治咳，常食疗痔，消食去积。

11. 青果（一名橄榄）：酸甘温，能消酒毒，解河豚毒，生津止渴，治咽喉痛，清肝胆火。

12. 百合：甘平，治腹胀心痛，利大小便，温肺止嗽，安心定胆，宁神安眠。

13. 白砂糖：润肺和中，缓肝生液，化痰止嗽，解渴醒酒，制猪肉毒。

14. 苹果：酸甘温，下气消痰，肚痛，泄泻，消渴宜食，疗水谷痢，生津开胃。

15. 山核桃：甘温，补肺，定喘，补肾，涩精，治腰痛腿软，尿路结石，大便燥干。

16. 菠萝蜜：甘香微酸，止渴解烦，醒酒益气，令人悦泽。

17. 甘蔗：甘寒，下气和中，消痰止渴，止呕呃逆、反胃吐食，解酒除热。

18. 青梅：酸温，温胆生津，有外感症忌之。

19. 鲜杏：甘酸温，熟透食之，润肺生津，多食生痰热，动宿痰，产妇与小儿病人忌之。

20. 栗子：甘平，补肾，益气厚肠，止泻耐饥，最利腰脚，解羊肉毒，多食滞气伤脾，外感未尽、痞满、疳积、疟痢、瘰疬、产后及小儿均忌食。

21. 柿子：鲜柿甘寒，养肺胃阴，宜于火燥津枯之体。不可与蟹同食。外感及痰湿症忌之。干柿，甘平，健脾补胃，润肺涩肠，止血，消疳积，治痔，止便血。柿饼，治反胃，饭上蒸熟，同饭嚼食。

22. 柿霜：乃柿上白粉，甘凉清肺，治吐血，咯血，劳嗽，上消症，咽喉口舌诸病。

23. 鲜橘子：甘平，润肺，解酒止渴，多食生痰。橘饼，甘辛温，和中开膈，温肺散寒，治嗽化痰，醒酒消食。

24. 鲜枇杷：甘平，润肺，涤热生津，多食助湿生痰，脾虚滑泻忌之。

25. 胡桃肉：甘温，益命门火，通利三焦，治虚寒喘，温肺化痰，腰脚重痛，可治五淋（胡桃肉一斤同细米煮浆粥，每日食之）。

26. 葡萄：甘平，补气，滋肾液，益肝阴，养胃耐饥，御风寒，强筋骨，通淋逐水，止渴安胎。

27. 赤砂糖：甘温，暖胃暖肝，散寒，活血，舒筋止痛，产后行瘀。多食损齿生虫。

（四）鱼类（附海产）

1. 鲤鱼：甘平，治咳逆上气，水肿胀满，妊娠身肿，胎气不安，下水利尿。

2. 乌鲤鱼：甘寒，面目浮肿，能下大水，妊娠水气，下大小便，治疗肿满。

3. 鲜黄花鱼：甘温，开胃，益气，发疮助热，病人忌食。

4. 黄花鱼鲞：甘平，消化宿食，善消腹胀，治暴泻痢，开胃醒脾。产妇病人，营养佳品。

5. 鲫鱼：甘平，能补虚劳，开胃润脏。

6. 鲫鱼：调中益脏，主治虚羸，止痢消痔，开胃进食，息风平热。服荆芥时忌之。

7. 银鱼：甘平，养胃阴，和经脉。

8. 带鱼：甘温暖胃，补虚泽肤，但发疥动风。

9. 鳗鲡：甘平有毒，治诸虫心痛，骨蒸劳损，妇人带下，阴痒有虫，小儿疳劳。

10. 乌贼鱼肉：酸平，益气长志，通调月经。

11. 鳝鱼：甘热，补虚助力，善去风寒湿痹，通血脉，利筋骨，治产后虚羸，愈臁疮痔瘘，肥大腹黄色者佳，腹皮黑色有毒，宜与猪脂（板油）同煨。多食动风，发疥。病人忌之。鳝血，涂口眼㖞斜赤游风，滴鼻止衄，滴目治麻疹后生翳。

12. 泥鳅：甘平，暖胃壮阳，杀虫收痔。

13. 鳖（甲鱼）：甘平，滋肝肾之阴，清虚劳之热，治脱肛崩带，瘰疬癥瘕，忌与苋菜同食。

14. 蛤蜊：咸冷，润五脏燥，止消渴热，开胃进食，化瘕除癥，醒酒，明目。

15. 蚶子：甘平，补血润脏，生津，治渴，健胃暖腰，息风解毒，多食壅气。

16. 淡菜：甘温，补肾填精，治带下崩中、虚劳伤惫、产后瘦瘠，能明目，治青盲。

17. 海蜇：咸平，治妇人劳损，积血带下，清热，消痰火热喘，行瘀化积，杀虫止痛。

18. 蟹：甘咸寒，补骨髓，续绝伤，滋肝阴，充胃液。多食发风积冷。中其毒者，苏叶、生姜、芦根、蒜汁皆可解，又忌同柿子同食，若误犯则腹痛吐痢，可用丁香、木香煎服解之。

19. 蛎黄：甘平，补五脏，调中，解丹毒、解酒，活血充饥，壳名“牡蛎”入药用。

20. 蚌：甘咸寒，清热滋阴，养肝，凉血，息风，解酒，明目定狂，治崩带痔疮。寒体忌之。

21. 蚬：甘咸寒，清湿热，治目黄、溺涩、脚气。

22. 蛏：甘平，清胃，治产后虚，解丹石毒。

23. 江瑶柱：甘温，补肾，与淡菜同功。

24. 田螺：甘寒，清热，通水利肠，疗目赤黄疸，脚气痔疮。多食寒中，脾虚者忌。

25. 海粉：甘凉，清胆热，去顽痰，消瘿瘤瘰疬。

26. 海参：咸温，滋肾，补血健阳，润燥调经，养胎利产。凡产后虚弱，病后无力衰劳弱症，宜同猪瘦肉炖食之。脾弱不运，痰多便滑及外感症余热未清，均不可食。

27. 田鸡（一名蛙）：甘寒，清热，行水杀虫，鲜毒愈疮，消疳已痔。多食助湿生热，孕妇忌服。

28. 鲜虾肉：甘温微毒，通督脉，壮阳道，能吐风痰，催下乳汁。病人少食。

29. 虾米：开胃化痰，病人可食（是虾肉盐渍曝干，乃不发病）。

30. 海带：咸甘凉，软坚散结，行水，化湿，治痰饮，带下白浊，疳胀疝瘕，水肿黄疸，脚气，瘿瘤瘰疬，解煤火毒。

（五）毛羽类

1. 黄牛肉：甘温，安中益气，培脾养胃。黄牛肉煎胶，名“霞天胶”，治停痰积聚，酒湿臌胀；牛皮煎胶，名“黄明胶”，能养脾胃，治吐血、便血、咳嗽。

2. 羊肉：性热，治虚劳寒冷，补中益气，安心，止惊，产妇腹痛（古方有当归生姜羊肉汤）。

3. 羊肺：甘平，补肺气，治肺痿，止咳嗽，行水通小便，亦治小便频数，病后产后羸老弱，皆可用羊之脏腑煮烂食之，凡受外感未清者，均忌之。

4. 羊脑：甘温，治风寒入脑头痛久不愈症。

5. 羊脊骨：甘温，补肾，利督脉，强腰。

6. 羊心：甘平，补心，疏阴结，释忧愁，治劳心膈痛甚效。

7. 羊肝：甘凉，补肝明目，清虚热，息内风，杀虫愈痢，消疳积。

8. 猪肉：甘咸平，补肾液，充胃汁，滋肝阴，润肌肤，利二便，止消渴，多食助湿热，酿痰饮，招外感。

9. 火腿：甘咸温，补脾开胃，滋肾生津，治虚痢泄泻，下气疗膈，养老补虚。阴虚肺燥，有干咳，或声音低，咽喉痛忌之。

10. 猪胰：甘平，治肺痿咳嗽、子宫瘀热、消渴症（糖尿病）。

11. 猪肺：甘平，补肺止虚嗽，治肺痿咳血、上消诸症，养胃生津，止嗽化痰，与清肺药蒸成肺露，代茶饮之，能清肺炎余热作咳。

12. 猪脊髓：能治虚劳、骨蒸髓热，引入肾脏，发挥良效。

13. 猪蹄爪：甘咸平，填肾精，健腰脚，滋胃液，滑皮肤，长肌肉，可愈漏疡，助血脉，能充乳汁。

14. 猪肠：甘寒，润肠，止小便数，去下焦风热，治疗痢后及痔疮便血、脱肛。

15. 猪肚：甘温，补中益气，止渴养胃，骨蒸劳热，小儿疳积蛔虫，积聚癥瘕。

16. 猪心：甘咸平，补心，治恍惚惊悸。

17. 猪肝：甘苦温，补肝明目，治诸血症用为向导。

18. 猪腰：咸冷，能理肾气，可通膀胱，能止消渴，腰痛引经。

19. 牛乳：甘微寒，补益虚羸，热风病人，反胃热呃，最宜食之。

20. 鸡：甘温，补虚暖胃，强壮筋骨，续绝损伤，活血调经，治崩止带，有益产妇。患肝病人忌之。

21. 鸡蛋：甘平，补血安胎，镇心清热，开音，止渴，濡燥除烦，解毒息风，润下止逆。

22. 鹅：甘温，暖胃，生津，能解铅毒，补虚益气，发疮动风。

23. 鸭肉：甘凉，滋五脏阴，清虚劳热，补血行水，养胃生津，止嗽息惊。

24. 鸭蛋：纯阴性寒，难熟要滞气甚于鸡子，诸病皆不可食。惟腌透者，煮食可口，且能愈泻痢。更有制成皮蛋、糟蛋者，虽香美，皆非病人所宜。

25. 雀：甘温，壮阳，暖腰膝，缩小便，治女子血枯、崩带、疝瘕诸病。

卷八 饮食治病

食养疗法的起源 饮食代药的实践

食养疗法，起源甚古。《周礼》有“食医”的记载，掌饮食以养五脏。《素问·五常政大论》指出：“谷肉果菜，食养尽之。”就是根据食医的专门职责而提出的。《素问·脏气法时论》补充得较详细：“毒药攻邪，五谷为养，五果为助，五畜为益，五菜为充。气味合而服之，以补益精气。”说明药物的功用是祛除病邪的，缺乏养正作用。而粳米、麦、黄黍、大豆、小豆五种谷类食物，是养生的主要食品；桃、李、杏、栗、枣五种果类是辅助食品；牛、羊、豕、犬、鸡五畜，是起到补益作用的食品；葵、藿、薤、葱、韭五菜，是调味食品。这四类食物相互配合应用，才能达到调补精气的作用。可见古人治病，毒药攻邪只是一个方面，食物疗养又是一个方面，而且是主要的一面。记得宋人王介甫说：“味，养精者也；谷，养形者也；药则治病者也。”这当然是从《内经》中得来。由于元气元精，必待于保全；性命之正，必加以存养。食医以医名官，而不及药石之具，盖欲保其安于无事之日，养其正于无病之时，而不待疗其疾于既形之后也。这种食养疗法，古人颇多讲究，还有专门的《食疗本草》，细述饮食可以治病。

长春尝留心及此，认为疾病最容易消耗精神，要使消耗的精神恢复，端赖饮食，提出善治病者，可以饮食代药。五谷、五果、五畜、五菜，对养生有直接帮助，对治病亦起到不小作用。惜人惟知药可治病，而不知饮食治病的作用亦甚伟，所以注意的人尚不多。

清人王孟英作《随息居饮食谱》，把食物养生、治病的功用和方法讲得很明白。近人叶橘泉先生编有《食物中药与便方》，引述丰富，切实可用。这里酌举谷、肉、果、菜中的药治作用，以见饮食可以代药。

（一）谷类

粳米有益气除烦、止渴、止泻作用，白虎汤用为佐药，取其和胃；荞麦有降气宽肠、磨消积滞作用，能治脾积泄泻；糯米有温暖脾胃、益气止泻作用，兼能补肺；小麦善养心气，除烦止咳，收汗利尿；秫米和中安神，半夏秫米汤用做配伍药；稽豆祛风治痹，豆衣止汗；黑脂麻补虚羸，益髓脑，聪耳明目；白扁豆和中健脾止泻，清暑湿热；绿豆清热解毒，利尿消胀。

（二）果类

大枣安中养脾，调和营卫，红枣开胃养心，醒脾补血；胡桃肉润燥化痰，温肺润肠，益命门，利三焦，肾虚咳喘有疗效；橄榄生津止渴，清肝胆火，治咽喉痛；鲜藕解热渴，散留血，藕节止吐衄便尿血，更有专功；西瓜汁解暑清热，除烦止渴，有天生白虎汤之誉；莲子补中养神，宁心止泻利，并治带浊遗精。

（三）肉类

牛肉补中益气，培脾养胃，牛乳补益虚羸，治热风及反胃噎膈；猪肚养胃，治骨蒸劳热；猪腰补肾，治消渴；猪脊髓能补骨髓，治虚劳骨蒸髓热；羊肉补中益气，治虚劳及产妇虚寒腹痛；乌骨鸡滋养肝肾，治妇女虚劳经闭，崩中带下，鸭肉滋五脏阴，清虚劳热，养胃生津，益肺宁嗽。

（四）菜类

生莱菔下气宽胸，消谷消痰止咳，熟莱菔补脾运食，下气和中；菠菜通肠胃热，止渴润燥；冬瓜利尿止渴，除湿退肿；大蒜治中暑泄泻，霍乱转筋；辣椒温中消水，去心腹冷痛，消冷积食；韭菜煮食归肾，壮阳暖腰，治遗泄及膈噎气，生用捣汁饮，治胃脘瘀阻及恶血痛。

安身之本必资于食

唐代孙思邈《千金方》提倡饮食疗法，他说安身之本，必资于食，救疾之速，必凭于药。然而用药如用兵，其性刚烈，若发用乖宜，非但不能愈疾，还会损伤正气。如果可以用饮食疗法治好的病，就不要用药。他说："夫为医者，当须先晓病源，知其所犯，以食治之，食疗不愈，然后用药。"他确认饮食物，既有悦神爽志，以资气血之功，又有排邪而安脏腑之能，用之得当，疗效甚著。所以他著《千金方》特立"食治"一门，详细介绍了谷、肉、果、菜等食物的疗病作用，并且还着重指出，若能用食平疴，释情遣疾者，方可称为良工。

长春从事中医临床已六十余年，认识到人身是靠饮食来维持生命的，欲求健康和防治疾病，无不与食物有关。更有进者，食物不仅是日常不可缺少的东西，而且有助于防病治病，其功效有时胜于一般的药物。倘若患病之人，服药久而败胃，宁可停药以适合病体饮食物调理之，使胃苏能食，再服药治病，能恢复健康。从《千金方》“食治”疗法，增强了我用饮食物代药的信心。

张子和引《内经》“精不足者，补之以味”的理论，认为“使病者而进五谷者，真得补之道也”。长春按：此语是治法要旨，治病用药以不败胃为首要。凡重病服药后能进食，病能渐瘥；如服药后胃纳减，则是病加剧的先兆，必须注意预防。

久病不痊以所喜食物诱之

读日本汉医浅田栗园《杏林杂话》曰：杏林见宜疗纪川熊野农夫水肿，服药良久无效，乃加青芋于方中，又教为朝夕食，而病愈。盖其人生于山中，每以青芋为常馔，及旅浪华，历试诸医，禁食极严，故脾胃失度，药力不能达，所以用方宜之术也。长春按：病久禁食太过，是有害的。青芋功同山药，有健脾助消化之功，水肿后期加入药内，起滋补作用，亦有治疗意义。

我于一九一九年，曾治一冯姓人家妇女，原籍扬州，八月间从扬州返慈城，因水土不服，体倦潮热，胃呆，服中药西药二月，面浮足肿，恶寒腹胀，胃呆泄泻不爽，脉象濡缓，重按如无，舌质淡白光滑，我诊断病湿热已愈，是脾胃受伤，面无华色，舌色之白，乃质白失荣，非白苔有湿，不可用渗利药。脉象濡缓，重按如无，为气虚之候。经云“安谷者昌”，此病以和脾胃、疏肝郁为主。服药久，暑湿净，毋庸忌口，择鲜美食品引其胃气，则用药始有效力，否则有虚脱之虞。冯翁信任我言，以火腿冬瓜汤、鸡汁猪肚肺汤等佐餐，调理一月，病愈。因扬州饮食最喜汤汁，合病人脾胃习惯，故能奏效。凡治久病，可用饮食代药治法。

颜师治久病胃伤用饮食代药、用药露代饮

上海张某之母，年逾花甲，素患胸痛，患湿温症二月，新旧病症并发，延医服药已久，病势垂危，延颜师赴沪诊治，见患者肌瘦神倦，微有寒热，畏风微汗，胸脘作痛，饮食不进，大便干燥艰难，脉濡无力，舌质淡红光滑无液，苔见白糜，阅服过中药方剂，藿朴五苓、藿香正气、栀豉、银翘、芩连、三仁、旋覆代赭，昌阳泻心、苏合香丸、左金、薤白瓜蒌、小柴胡等方，并有西医治疗，日延数医，中西药及针灸等杂治，热势下降，胃气受伤，饮食不进。

颜师对张某说：你母胃气已败，舌见白糜，始病湿温与胸痛，今患胃伤，速宜停止苦药。《素问·五常政大论》曰：“大毒治病，十去其六……无毒治病，十去其九，谷肉果菜，食养尽之，无使过之，伤其正也。”今所患湿温已清，是久服药伤胃，可以饮食代药，以冀

胃苏，安谷则昌。张某再三要求处方，颜师方案云：久服药胃气已败，用药蒸露，取其气，避其苦味。教以茯神、白扁豆花、生苡仁、北沙参、麦冬、生谷芽、建兰叶、玫瑰花，用蒸气吊出露汁，饮露疏胃。

另用饮食疗法，甘蔗汁、鲜梨汁和入鲜藕汁净粉内，略加白糖，净白蜜，和匀，冲些开水服之。

又用猪肚、火腿、鲜萝卜炖汁，去油饮汤。

以上一甜一咸二汁饮，以代饮食，连服三天，脘痛止，大便行，知饥思食，一周后能饮粥，舌上白糜退尽。

颜师复诊处方：北沙参、麦冬、五味子、毛燕、藿山石斛、生苡仁、生玉竹、枇杷叶、建兰叶、佛手柑等药蒸露，代茶饮。

另用淡菜、鸭子放入瓦器内隔汤炖清汁，佐粥。

颜师对长春说：久病不愈，以养胃为主，此案舌见白糜苔，不进食，是胃败之象，若再见呃逆则不治，今以芳香甘淡药蒸露，取其药气，以疏通郁滞，用果汁代饮料醒胃，以血肉有情荤味补精血养胃，使胃苏思食，白糜退尽，续进生脉散加味蒸露，以淡菜、鸭子佐餐养阴，这治法是从《内经》得来。

长春从师训启发，明了饮食代药好处，增进了我治病技术。

注意饮食调理　运用食物治病

《素问·五常政大论》说："大毒治病，十去其六，常毒治病，十去其七，小毒治病，十去其八，无毒治病，十去其九，谷肉果菜，食养尽之。”由于药物都有偏性，虽能治病，但对人体也有不同程度的损害，运用时要适可而止。特别是慢性病，在疾病基本治愈后，一般都宜停止服药，采用饮食调理。这样既能加速恢复身体健康，又可减少药物消耗，利国利己。

中医认为饮食不调，是引起内伤疾病的重要原因。临床上也常见到许多由饮食不调引起的疾病，如胃痛、腹胀、小儿疳积等。另外，中医还认为偏嗜食物或嗜好烟酒，也易引起疾病，如《素问·生气通天论》在指出偏嗜五味的害处时说：“味过于酸，肝气以津，脾气乃绝。……味过于辛，筋脉沮弛，精神乃殃。”因此，提倡移风易俗，反对大吃大喝，应适当地选择食物，以保证有充分的营养滋养人体，这是强身保健的关键。近20年来，我从临床实践与饮食代药中所积累的经验来看，认为选择食物还必须从人的体质出发，例如：阳盛之体一般多体格健壮，面容红赤，胃纳佳而喜冷食，大便干燥，口渴喜饮，舌红苔微黄或微燥，脉大有力，病易热化。其平素饮食，则宜以蔬菜及海产品为主，如青菜、萝卜、菠菜、蚶子、海带、蛤蜊、海蜇、豆腐、豆芽、竹笋、茭白等；忌食酒、大葱、辣椒、生姜、羊肉。阳虚之体，一般多体格虚弱，面容苍白，胃纳较差，而喜热食，大便不坚实或溏薄，有时有胸满、噫气、口不渴，有时有痰涎，舌淡白苔白滑，脉软无力，病易寒化，其平素饮食则宜多吃大蒜、辣椒、香椿芽、榨菜、薤白、芥辣、番茄、带鱼、黄鱼、牛肉、羊肉等，忌吃瓜果等生冷食物与海带、海蜇、蚶子、蛤蜊等阴寒之物。

我在临床上运用饮食代药治病的过程中，常体会到饮食治病不会伤害人体的正气，且无不良反应，容易掌握，对于许多疾病的初期，和慢性病后期，都很适宜。如感冒发热咳嗽，吃萝卜汁炖白蜜；受寒发热腹痛，吃生姜汤；淋雨受寒饮热酒；中暑吐泻或食积脘腹疼痛，用炒盐汤探吐；伤酒呕吐，饮酱油汤；胃寒脘痛或反胃吐食，吃猪肚炖生姜；饮食油腻积滞泻利，吃苹果与绿茶煎汤；肠燥便秘或内痔出血，吃菠薐（菠菜）豆腐汤；虚劳失音及中风失音，吃鲜梨汁；烦躁失眠吃百合炖汤；习惯性大便秘可吃香蕉以及麻油拌粥；心脾虚弱失眠，吃桂圆肉炖汤；肝阳上亢头晕眩吃陈海蜇荸荠煎汤；肺痨羸瘦，吃鳗鱼、鲥鱼或白毛鸭；夜盲症，吃羊肝、鸡肝；青盲症吃淡菜炖粥；室女“避年”月经闭止（注：室女经水初来数次后停止，别无病症出现者，古人病名“避年”）吃将要生蛋之小母鸡。以上这些饮食治病的方法，都经过个人临床实验，初步认为具有一定效果，而且简易便利，不妨请大家一试。

从能食与不能食辨病症轻重

凡有病能进食，在外感病，其邪尚未深入，可以解表为主。内伤病若能食，病虽重，生化之源未绝，善治者，能化险为夷。外感病实证不能食，其病必重，外有六淫之邪，内有痰火湿热，标本同病，以祛邪为主，忌进厚味滋补，助邪碍胃，只能食淡味，笋干素菜，涤胃浊，醒胃气。

内伤虚证不能食，有肝气犯脾胃不能食，其面容必黯滞兼青，脉象沉弦，舌淡，边黯无苔，必须疏调肝气，使肝气调和，不去刑克脾胃，恢复消化力，自然能进食。

还有湿困脾胃，失于健运，面黄，舌红苔粘，胸满腹胀，亦是虚中夹实。治从芳香化滞，甘淡渗湿，使清气上升，浊气下降，自然能进食。

食性的改变可以推测身体强弱的转化

譬如中气虚有胃病的人，平日喜吃甘甜之物，如白糖汤团及白糖糯米粥，若身体好转胃病愈，就不喜吃甜，改变吃咸，此是身体转强表现。

又如平素胃强阳明经生气旺，能食厚味猪蹄、甲鱼（鳖）、河鳗，此是壮火食气，后来变成饮食喜小荤，或喜吃素菜，此是脾胃转弱，消化力减退之现象，此类食性改变，医生在治疗上要注意问诊。

在临床时，要问病人过去病史及饮食嗜好，生活职业劳逸，最近成病原因，再从四诊八纲，详察病的吉凶，慎防疾病变化，对食性变化亦要详问，以作治疗用药之参考，切勿遗漏。如《千金方》有云："慎思明辨，胆大心细。"这八个字在医疗工作中，是很有意义的。

问饮食嗜好可作辨证论治

问病人饮食，一可以察纳食之清浊多寡，二可以察脏腑之阴阳。病由外感，而食不断者，知其邪未及脏。病因内伤，而饮食变常者，辨其味有喜恶，而爱冷爱热者可知。一般来说，素喜温热者，其病体阴脏之宜暖，素好寒冷者，其病体阳脏之可清。或口腹之失节，以致误伤，而一时之权变可因以辨。故饮食之性情所当详察，而药品之宜否，可以此推。凡诸病得食稍安者，必是虚证，得食使病加重，大都是实证，亦有为体虚病实之证。

饮食嗜好成病，在《素问·至真要大论》中早有论及："五味入胃，各归所喜，故酸先入肝，苦先入心，甘先入脾，辛先入肺，咸先入肾。久而增气，物化之常也。气增而久，夭之由也。"故嗜好常食之物，就犯了增气成病。

除各地风俗习惯烹调方法外，问明平日饮食嗜好，可以察脏性寒热燥湿。喜辛辣者，脏性多寒，用药宜温；喜甘甜者，中气多虚，治宜补中；喜水果者多阳旺胃热，疗法可进清凉；喜厚味油粘，脏性多燥，治疗宜进凉润；喜食厚味者，容易生痰火，疗法宜清化痰火；喜食香燥芥辣葱韭者，脏性多湿，宜用苦辛燥湿健脾；久吃素斋，内脏多寒湿，治疗宜健脾燥湿，疏通三焦。

胃肠不清者应忌食荤腥油腻

凡患者平素饮食营养较好，而有湿热或痰湿内停，肠胃不清者，在治疗的同时，应予坚壁清野，忌吃荤腥油腻，改食素菜为主，这对疾病的好转有一定的帮助。

曾治男性患者李某，年三十九岁，病肝炎，微寒低热已久，先后吃过不少营养滋补之品，寒热和右胁刺痛不绝，经北京某医院诊断为肝硬变，间歇性寒热。我见他性情烦躁，抑郁不乐，面色黯滞，目睛色黄，认为病由湿热内闭，化疟未遂，久服滋腻，湿困邪恋，气滞血瘀，治以调气机，清胃肠，并忌食鸡鸭肉蛋脂肪腻粘营养之品，改吃素菜为主。患者从忌食、服药以后，胃纳转佳，饮食有味，肝区渐趋舒适，病情逐日好转。

实践体会，治病必先详询患者平素生活、职业、嗜好，细察成病原因，根据心情躁静、体质情况，作出不同治法。切忌不研究体质、生活情况，见病治病，一味增加营养滋补、杂食脂肪腻粘之品，反而促使疾病久延，难以获愈。

治疗胃病应以饮食为主药物为辅

孟河马伯藩，治疗胃病，多数采用饮食为主、药物为辅的方法，用药以升降消补为主，温运疏和为佐，其治胃病之经验，与我平日保健防病及治疗胃病方法相同。

马医师从《内经》“谷肉果菜，食养尽之”之旨，悟出治病不能有单纯的唯药观点，凡在慢性疾病趋向恢复时，尤不能仅靠药物治疗，而必须以食物营养来补给，帮助恢复健康，故在治胃病时，深恐生冷戕胃，饥饱伤脾，对病人严格掌握饮食疗法，这和治其它杂病有所区别。

一般慢性病，大都以药物为主，饮食为次，而在治疗胃病时，必须着重依靠饮食疗法，以冀根除，否则即使方对药效，而饮食不节，亦只能取效一时，屡治屡发，难以巩固。

关于饮食疗法，除选择食物的品种，并了解其性能外，更需注意饮食的方法，必须做到细嚼缓咽，食物放在口中，细细咀嚼，大部分经过唾液的消化，即以齿化来减轻胃化，如年老齿脱，脾胃又伤，则必须将食物煮烂，以火化来减轻齿化胃化之负担。

马医师教导病人，饮食应该定时定量，才不致引起消化的紊乱，从而可以得到正常的营养。特别嘱咐病人，凡平生最喜爱吃的一种东西，如果对胃病有妨害者，应严加控制，胃病自会好转。至于饮食的品种方面，在急性胃病发作时，原则上禁食各种固体有渣食物，如觉饿，稍稍予以米汤即可。

患胃病者，要注意大便之正常与否，如大便不正常，则须节食，切忌浓厚油腻；如见大便溏泄，则每以焦米粥馒头片代饭，盖焦苦之品，易助脾胃消化，而清淡之物，肠胃又便于吸收也。

从临床实践看饮食治病的疗效

历年从临床实践与自己用饮食代药治病体会，觉得饮食治病，对元气不伤，有许多病可以潜移默化，得到满意效果。兹将饮食治愈各种病症简介20例如下。

（一）老雌鸡可治瘀血臌胀

我在农村诊四十余岁妇人，因月经来时适值大水，涉水劳动操作，水浸下身，月经停闭，人逐渐身体瘦弱，腹部逐渐感胀大。因经济困难，未服过药，我见她面部浮肿苍白贫血，舌质淡白，脉迟重按无力，病起半年，忌咸味食淡，是水湿内伏，月经停闭瘀结成臌。我想农家自养多年母鸡可以试用，因鸡肉甘微温，老鸡有毒，可用以毒攻毒方法，嘱将雌鸡文火煮烂，加些咸味，连汁带肉同食。吃后腹痛肠鸣，泻下黑水甚多，腹臌得泻消散，腹部宽适，嘱用黑枣赤豆加米炖粥养脾胃善后。重病用饮食疗法治愈，增加我饮食代药治病信心。

（二）童雌鸡治少女月经停闭

年轻姑娘，初发育，月经来一二次即停止不行，中医书病名“避年”，应当以血肉有情之物催之，不用破血药。我每遇此症，劝病家用将要生蛋新雌鸡文火炖烂，连汁带肉佐餐，十天吃一只鸡，连吃两个月，其月经自然能来。这是催月经单方，试用数人都灵验，因鸡性善斗，有生发作用。

（三）淋大雨受寒湿饮烧酒可解

烧酒性烈，遇火能燃烧，其性温热，能消冷积，御风寒，辟阴湿之邪。曾见邻居某，业小贩，各乡奔走，常遇大风雨，衣服淋漓，走数十里归家不吃饭，先饮白烧酒，拥被而卧，醒来汗出，雨湿从毛窍逐出，换衣吃汤饭，次日照常挑担赴各处营业，常年如此，无湿热病症，是饮烧酒逐寒湿之力也。

（四）鲜鲥鱼开胃可治肺痨

患虚劳症，久服苦寒药，容易伤胃，不进食则体益虚。我遇此症，常嘱停药，以饮食开胃，选各种鲜味适口之物，引其胃纳苏动。若遇鲜鲥鱼上市时候，就劝病人用清炖鲥鱼佐餐，不但鲥鱼味鲜美，而且味甘温能开胃，润脏补虚，能治虚劳，且无毒性。吃了鲥鱼，既能进食，又能补肺，是饮食疗病良法，屡试有效。

（五）鲜河鳗能治痨瘵，杀虫

鳗鲡味甘平有毒，尝遇痨瘵肌瘦，骨蒸潮热，胃呆不食，有的病人下有痔瘘，用河鳗加生姜清蒸，蒸熟后加些酱油佐餐，既能开胃进食，又能杀虫，实为一举两得。

（六）鲫鱼清蒸食之，治病后产后体虚

河鲫鱼味甘温，调气生津，助消化开胃进食和营养脾胃，对产后虚弱，痢疾后脾虚病后乏力，可用清蒸鲫鱼汤饮汁食肉，略加酱油食之，有开胃补虚效果。但鲫鱼作药用要清蒸，或加生姜二片同蒸，勿可用油煎或葱烤等平常的烹调法。同时服药勿用荆芥，因荆芥与鲫鱼相反，若方中有荆芥勿吃鲫鱼。

（七）清蒸鸭子养阴补虚

鸭味甘凉，滋五脏之阴，清虚劳之热，补血行水，养胃生津。我常嘱肺痨病人，用清蒸鸭子文火蒸烂，加些酱油佐餐。

亦有用鸭子剖腹去净内脏，加入淡菜干，线缝腹用文火烧烂熟，以此取淡菜甘温，配合鸭味甘凉，滋阴养肺，为虚劳调养治病开胃良剂。

注：淡菜是海产，海味店买，一名贡干。

（八）淡菜炖粥治愈青盲

我友冯某攻文学，因用脑过度，患两目青盲，不能写字，服明目药不见疗效，我介绍眼科丁方模医生治疗，嘱用淡菜炖粥治疗。每日用冷开水浸淡菜30克，浸过夜，次日洗净淡菜内泥沙，加米一两合炖成粥，加些咸味饮之。约有四月时间见效，目睛视物清楚，能在灯光下写小字。丁医常云：服淡菜粥要有耐心，若求速效，反而弃灵方不用。多吃苦寒药，消耗精血，反使目盲加剧，所言深有见识。

（九）猪肚炖酱生姜治胃痛

我邻友叶男，年龄五十岁，久患胃寒作痛，影响消化，纳钝，我视其面白舌淡脉迟，是胃寒失于运化所致，因畏药，嘱用猪肚一只洗净，加入酱生姜与猪肚同煮烂，去姜食猪肚及汁佐餐，连吃猪肚两只，胃纳增加，疼痛亦除。

（十）菠菜能治肠痹便秘

我过去常患大便艰难，病人教我在菠菜（菠薐菜）上市时做羹吃，或同豆腐烧汤常吃，大便通润。以此法教患者，对肠痹燥结大便秘，及内痔出血等症，久服皆见效。

（十一）雪梨汁治愈中风失音

我治一老妪，年近七旬，是热体，头巅胀痛，音嘶，舌红赤无苔，面颧赤，不能行，脉象弦劲，前医用散风开音药无效，老妪畏药，我令其子办大量雪梨捣汁饮代药。服十日，声音开，二十天头晕止，行步如常。因鲜梨甘寒，能治内热肝风，中风不语，对老年阳旺阴亏火旺体，颇为适应。我用梨汁治热中风与肺燥痰火热咳喘，屡见功效。清医王氏孟英称梨汁为“天生甘露饮”，确是有理。

（十二）黄豆粉拌炒细糠可治浮肿

黄豆味甘温，细糠是米皮，富有营养，能治因气虚发生之浮肿病。面容苍白兼萎黄，身体浮肿，小便清白而多，腹内满闷嘈杂，得饮食则差，用黄豆粉和细糠治此症，确有捷效。

（十三）黑脂麻炒食可以预防中风

脂麻古名胡麻，亦有叫芝麻。味甘平，治伤中虚羸，坚筋骨，明耳目。李延飞说炒食不生风病，患风病人久食则步履端正，言语清楚，不謇。我同姓一老翁，他每日早夜吃炒过黑脂麻加微盐同食，他步履轻便，两目明亮，能健步行十余里路，不用手杖。我常劝患头眩目花病人服脂麻，以预防中风。

（十四）酱油可以止吐

凡因伤酒呕吐，以酱油冲开水饮止吐有效，乃咸味润下之功。孕妇初结胎，漾漾欲呕，胃中不舒，饮酱油汤以止吐亦有效。

（十五）炒盐冲汤是取吐良方

我治食积胸痛，及中暑痧胀胸中塞满腹痛，常用炒盐泡汤，饮后，用手指探吐，吐去胸中痰涎食积，气调痛止，而且因吐汗出，全身舒适，极有效验。

（十六）甜酒酿能透发白面麻疹（瘖）

麻疹宁波名瘖子，在透达时要阳气盛，头为六阳之首，颧为瘖门，面颧红赤是佳兆，若面苍白，两颧不红，病名白面瘖，非元神虚，即毒邪内陷，皆可用酒酿透达。

按：酒酿甘温，能温暖气血助消化，和脾胃，使血液温暖，瘖点透达，我经实践知其效能。

甜酒酿还能治胸痹痛，四肢厥逆，现代所谓冠心病，亦有效。

（十七）鲜莱菔和白蜜可治肺热咳嗽

我本人和家属，每遇热伤风咳嗽，用鲜莱菔汁加白蜜治疗，因生莱菔汁味辛发散，气凉清火，对风热感冒，有止咳不闭邪的好处，增加白蜜甘润，有润肺解毒效果。

感冒初起，常用葱白与鲜莱菔汁饮，透发表散，解表不伤津液，屡效。

（十八）苹果茶叶合煎能治油粘积滞泻利

我曾因吃胡桃肉数天，发生泄泻，粪中夹有白冻，知是胡桃油粘积滞，感觉胸满腹痛。我先用炒盐汤探吐，以开胸膈滞气，后用苹果茶叶煎汁饮服，腹痛止，泻下瘥，次日再用苹果茶叶煎汁，治疗肠垢去尽病愈。

因苹果能调肠胃，微兼涩性，茶叶微苦甘能消炎清肠去油积，敛肠止泻，二味合用，能调肠胃。

按：用量，每服苹果两只，切片去心，绿茶叶四钱。

（十九）百合红枣能安神治失眠

百合清心镇静，治虚火，利二便，使内脏郁热从二便出，邪去则宁寐，辅以红枣，安神养心补血，二味同炖，临睡服之，能安眠。

若并有肝阳上升头胀失眠，可用井水浸足一刻钟，洗后，上床睡。井水凉，能引头脑热气下降，有清脑安眠之效，我自已试用有效，告诉失眠病人亦用此治疗，是不花钱的治病方。

（二十）赤豆花生苡仁红枣治虚弱脚痿

杜赤小豆味甘平，能行水消肿；花生肉味甘平，能润肺解毒化痰；苡仁味甘平，健脾益胃，补肺缓肝，清热息风，杀虫胜湿，治干湿脚气，性专达下；红枣补血。四味合煎煮食，既消脚气，并治痿弱，又能营养。我堂侄患此症，用此四味合剂治愈，介绍给别人虚弱症足疾，都取得良效，亦是饮食治病法。

68